新面部密码
皮肤填充剂全方位注射攻略
Dermal Fillers *for* Facial Harmony

主编 （巴西）阿尔塔米罗·弗拉维乌斯
（Altamiro Flávio）

主译 姜海燕 张旭东 骆 叶

北方联合出版传媒（集团）股份有限公司
辽宁科学技术出版社
沈 阳

©2022，辽宁科学技术出版社。
著作权合同登记号：第06-2020-127号。

图书在版编目（CIP）数据

新面部密码：皮肤填充剂全方位注射攻略/（巴西）阿尔塔米罗·弗拉维乌斯（Altamiro Flávio）主编；姜海燕，张旭东，骆叶主译. —沈阳：辽宁科学技术出版社，2022.1（2024.7重印）

书名原文：Dermal Fillers for Facial Harmony

ISBN 978-7-5591-2315-2

Ⅰ. ①新… Ⅱ. ①阿… ②姜… ③张… ④骆… Ⅲ. ①面—美容术 Ⅳ. ①R625.1

中国版本图书馆CIP数据核字（2021）第210789号

出版发行：辽宁科学技术出版社
（地址：沈阳市和平区十一纬路25号 邮编：110003）
印 刷 者：辽宁鼎籍数码科技有限公司
经 销 者：各地新华书店
幅面尺寸：210mm×285mm
印 张：10.75
插 页：4
字 数：260千字
出版时间：2022年1月第1版
印刷时间：2024年7月第3次印刷
责任编辑：陈 刚 凌 敏
封面设计：袁 舒
版式设计：袁 舒
责任校对：黄跃成

书 号：ISBN 978-7-5591-2315-2
定 价：298.00元

联系电话：024-23284363
邮购热线：024-23284502
E-mail：lingmin19@163.com
http://www.lnkj.com.cn

译者名单

主　译

姜海燕　张旭东　骆　叶

副主译

孙　燚　吴近芳　范　浩

参　译

洪旭东　戴　霞　陈爱芬

金　剑　沈盛县　董　娜

张蔚思　孙华凤　费杨虹虹

丁寅佳　司婷婷　陈淑君

张荷叶　周　珺　来方远

张　磊　张　策　陈　永

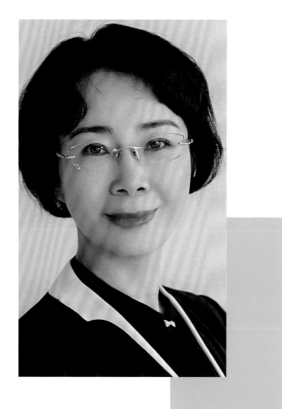

姜海燕

资深皮肤微整形注射专家

2004年毕业于复旦大学医学院附属华山医院，皮肤性病科临床技能型硕士研究生，专攻激光美容，肉毒毒素、玻尿酸和胶原蛋白注射，埋线技术，女性私密敏感紧致10余年，代表中国与澳大利亚、德国、法国、美国、韩国等多个国家的著名微整形注射大师切磋技艺，多次赴海外进行学术交流和演讲，掌握综合的先进注射技术。凭借扎实的临床医学理论知识、敏锐的审美以及出色的临床诊治经验，成为亚太地区知名的微整形注射领军人物之一。

淘宝
购书链接

微信
购书链接

作者小红书

作者视频号

提倡年轻化疗效显著的同时，
应维持原有面容的自然与生动。

- 现任上海简自美医疗美容门诊部医疗技术院长。
- 受聘于美国艾尔建公司，为肉毒毒素BOTOX®（保妥适）和玻尿酸JUVEDERM（乔雅登）注射培训导师。
- 受聘于高德美公司，为瑞蓝玻尿酸的专家组成员，可联合运用玻尿酸和胶原蛋白水光，改善油敏肌肤。
- 受聘为"双美胶原"专家团成员，为黑眼圈与眼周综合注射培训导师，提出"眼周问题鸡尾酒疗法"。
- 受聘于韩国韩士生科，为秘特线的特聘线材与玻尿酸联合治疗讲师，是"less is more"理念的倡导者。
- 中国整形美容协会医美与艺术分会、注射美容与微整形专业委员会常务委员。
- 中国非公立医疗机构协会皮肤专业委员会委员。
- 中国非公立医疗机构协会皮肤管理委员会美塑学组委员。
- 中国整形美容协会损伤救治康复分会理事。

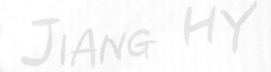

著作与译作BOOKS and VOLUMES
- 已出版：《关于微整形，你想知道的都在这里》
- 已出版：《你素颜最好看：水光、果酸、水杨酸、微针中胚层美塑疗法全攻略手册》
- 已出版：《光电抗衰消费者手册：皮秒、超声刀、热玛吉、Fotona 4D、酷塑一网打尽》
- 已出版：《新面部密码——肉毒毒素注射全方位攻略》（主译：姜海燕、骆叶；原著者：Altamiro Flávio, DDs）
- 已出版：《新面部密码——皮肤填充剂注射全方位攻略》（主译：姜海燕、骆叶；原著者：Altamiro Flávio, DDs）
- 即将出版：《新面部密码——面部美学注射解剖要点》（主译：姜海燕、骆叶；原著者：Ali Pirayesh, Dario Bertossi, Izolda Heydenrych）

已发表文章
- 陈淑君, 姜海燕, 周珺, 等. 胶原蛋白修复透明质酸注射治疗泪睑沟凹陷所致并发症的回顾性研究[J]. 中国美容医学, 2018, 27（6）：31-34.
- H Jiang, J Zhou, S Chen. Different Glabellar Contraction Patterns in Chinese and Efficacy of Botulinum Toxin Type A for Treating Glabellar Lines: A Pilot Study[J]. Dermatol Surg, 2017, 00:1-6.
- Jiang HY, Chen S, Zhou J.Diffusion of Two Botulinum Toxins Type A on the Forehead: Double-Blinded, Randomized, Controlled Study[J]. Dermatol Surg, 2014, 40: 1-9.

补充内容

　　可以扫描左侧的二维码获得补充的文档、PPT、视频内容的链接，供专业人员使用，以促进更好地进行治疗规划和患者管理。扫描这里的二维码，关注后，输入rdds可获取补充信息。补充内容为QUINTESSENCE公司提供的英文资料，视频观看时可能存在卡顿现象。因授权原因，本出版社无法翻译及制作补充内容，如出现补充内容无法观看的情况，本出版社均不负任何责任。

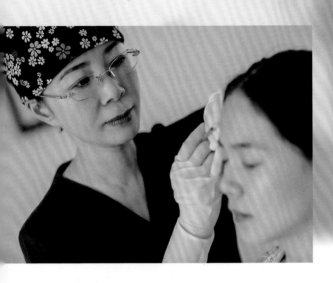

译者**序**

本书前4章主要讲述了常规的面部解剖和皮肤填充剂的发展历史及特点分析、注射技巧以及主要并发症及其处理等相关内容。讲解剖时联合血管走行位置和组织容积量，为我们提供了参考注射量；介绍了皮肤填充剂的历史发展、主要分类，并分析讲解了皮肤填充剂的主要特点；分述表皮、真皮、表浅脂肪层、肌肉、深层脂肪层、骨膜等部位的厚度因位置不同的差异，继而解释了为了不同注射目的和作用，不同部位、不同注射器应该注射的层次和应选用的皮肤填充剂种类，更切合我们的临床应用；讲述了常规的填充并发症、发生原因和预防方法之外，还讲了"低品质玻尿酸"产生的产品相关副反应该如何解决。目前，国内有很多低品质的皮肤填充剂充斥市场，这些解决方法会对我们解决临床中用"玻尿酸溶解酶"处理不掉的结节等副反应有临床指导作用。

本书第五章非常有特色，介绍了很综合的面部比例参数测量，指导临床美学和注射，从临床经验上升到理论总结再回归医疗，指导了临床注射的具体位点和剂量选择。第六章讲解的是如何麻醉面部、颈部，从神经支配范围、相应神经的功能到具体神经阻滞的注射方法，对皮肤科微整形医生尤为有帮助。第七章讲解了面部分区及可行的填充治疗，按部位以瑞蓝和乔雅登产品为例，介绍具体注射方法、位点与剂量，配以大量照片展示，浅显易懂，易上手。

本书的每一章节都是医美医生需要掌握的必备知识，欢迎广大同僚阅读和传播。

多年来，我一直关注着Altamiro Flávio教授，作为曾经参加过他设立的医学美容技术和面部审美教程的学生之一，我很荣幸写下这篇序言。目前，我是一名研究员，并且在一所牙科学校做教授。毫无疑问，Altamiro博士作为一名临床专家、意见领袖、牙科摄影师和演说家，拥有很多强大而重要的技能。现在，他在这本精彩的图书中分享了关于皮肤填充剂的美学和功能治疗的新知识。本书顺序展示了如何帮助患者获得和谐美丽的微笑和良好的面部轮廓，以及整形科医师如何用安全的临床方案进行注射操作。书中介绍了相关概念、原则、循证病例报告和重要的临床提示，以及如何针对具体的填充剂制订详细的治疗计划及治疗方案。每一个医学美容专业相关学生和所有从事美容手术的专业人员都可以阅读这本书，以了解注射材料、注射技术和面部美学及微笑的原理。医疗美容领域的所有专业人士均可在这本书中找到一些有益的"分享"。

Paulo Vinícius Soares，dds，硕士，博士
巴西尤伯尔兰迪亚联邦大学

不是每个人都可以成为教授的。在一定程度上，一部分人天生就有这种天赋；而另一部分人则是每天在1小时或几小时的努力工作下，致力于专业成长，并与学生分享所获得的知识。在教学中，我们常在几小时内分享多年来的心得体会。我们把我们最好的经验奉献给那些对专业知识感到迷茫的同道，也因此得到了许多同道的认可。无论是作为一名老师在教学时，还是在我主编这本书时，每一刻我都在努力做到客观公正，这对我来说是无上的荣誉。我试图浓缩所有必要的知识，以便学生们能够安全地进行临床实践。

　　练习所学的一切非常重要。我认为所有面部的注射操作都应该先在尸体标本上进行练习。本书描述的注射技术可以通过参加我们在迈阿密解剖研究中心开展的解剖学课程来实施，在那里我们可以使用新鲜的尸体标本。在对真实的患者进行注射之前，尽可能多地练习，这是至关重要的。

　　这本书包含了很多信息，这些信息将对那些致力于履行他们的使命来治疗患者的医师们很有用。

　　我谨感谢迈阿密解剖研究中心的同道们—— Eduardo Sadao、Heloíse Peixoto、Justin Fraioli、Steve Canona、SheilaHerrera、Jorge Carrasco和Maylin Peres Carrasco，为跟上我们的课程，帮助教授这么多专业人士所做的努力。特别感谢伟大的企业家Al Weinstein先生，他曾经告诉我："如果你总是按着书办事，你的名字就永远无法出现在这本书中。"谢谢您的独特观点。亲爱的Paulo Vinícius博士，你是第一位认可这本书的人，现在它问世了。感谢Christian Coachman博士，他把面部的治疗与微笑联系起来。感谢Rubelisa Cândido Gomes de Oliveira博士，他再次帮助我掌握了这本书的科学格式，为这本书的成功出版做出了很大贡献。我要感谢Denise Riley，他花了许多时间处理那些可传播的知识，你真的很伟大。我还要感谢我的助理教授们——Márcia Vioti、Rogério Zambonato、Francisco Célio Dantas、Luciana Rezende、Maria Geovnia、Danielle Dias和Rosa Amaoedo，感谢他们在众多课程中给予我的大力支持。我要感谢我的秘书Walquiria对我们课程的奉献。我对所有无私地把宝贵的身体奉献给科学研究的人表示最崇高的敬意和感谢。对于我亲爱的患者，他们允许我用他们的照片和临床病历来帮助这么多健康专业人员掌握知识，我非常感谢你们。我要承认这么多"老师"在我一生中所扮演的重要角色。我将永远带着他们的教导走下去。

Altamiro Flávio

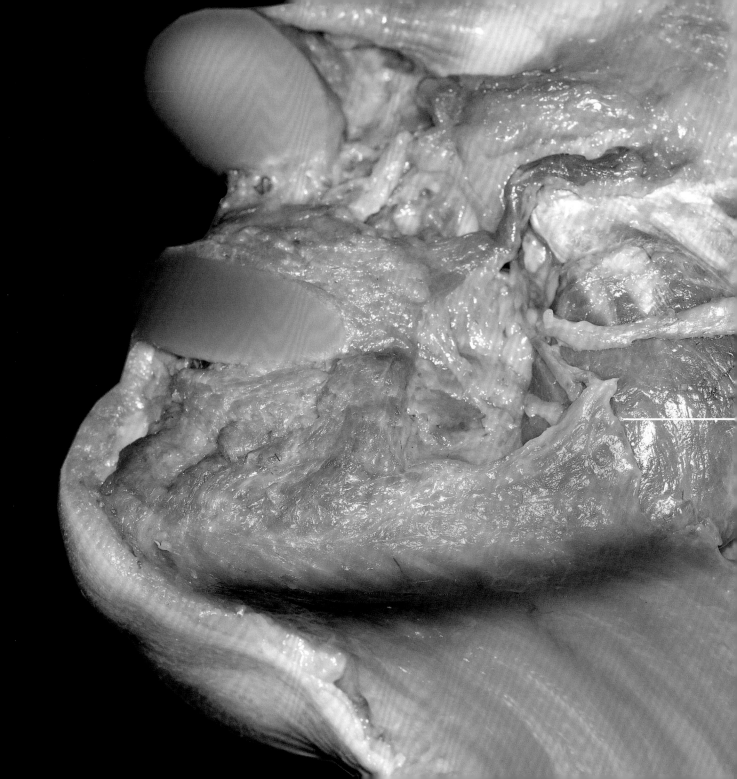

第一章

面部解剖

对美——自然之美、艺术之美、人工设计之美的追求似乎是人的本能，在这其中最重要的也许是我们自身外表的自然之美。几个世纪以来，人们一直在寻求提升这种自然之美，并延缓衰老。皮肤填充剂的问世，开启了一个微创治疗皱纹、凹陷、沟槽和容量缺失的时代，彻底改变了患者对衰老的认知方式及其控制衰老过程中物理变化的能力。

了解面部的基本解剖结构和自然衰老过程是应用皮肤填充剂有效治疗的关键。本章详细介绍了衰老过程中的面部表现，描述了面部的解剖层次及其血供。下一章介绍皮肤填充剂的历史、分类和特点，再下一章介绍皮肤填充剂的注射层次和注射技术。

面部衰老

与许多其他器官一样，随着时间的流逝及相关激素和饮食的改变，皮肤也会发生功能衰退。但是，与大多数其他器官不同，皮肤直接受环境影响，尤其是来自太阳的紫外线辐射。长期暴露于紫外线下会导致皮肤老化表现（光老化），这种老化也会与随时间流逝而导致的衰老（生理性老化）相重叠。因此，经常暴露在阳光下的身体某些部位，就会比其他部位更快衰老，比如面部、颈部、前臂及手背。显然，光老化是个积累的过程，在老年人中更为明显。随着时间的流逝与反复暴露于环境中的有害因素影响下，皮肤的表皮层和真皮层均会发生变化。

面部老化的几个特征几乎是同时发生的（图1-1）。真皮–表皮连接处的扁平化使表皮层与真皮层之间的交换平面变小，从而减少了营养物质的流通；因此，推测扁平化可能是角质形成细胞增殖减少的一个原因。真皮–表皮连接处的扁平化也降低了表皮层对剪切力的抵抗，从而使表皮层更加脆弱。角质层的厚度随着年龄的增长而保持不变，与年轻人相比，老年人角质层的水合作用适当降低或保持不变。因此，经表皮层水分流失量（角质层完整性的主要测量参数）不会随着年龄增长而改变。但是，随着年龄增长，皮肤某些部位的表面脂质产生量显著降低，从而提高了老年人干燥症（皮肤干燥）、瘙痒症（皮肤瘙痒）和皮肤刺激的发生率。这些改变导致以下结果：

- 由遗传、光老化反应和环境因素引起的皮肤萎缩性变化和皱纹形成。
- 以可预测的模式，在骨骼和脂肪室中发生骨量和面部脂肪的流失。
- 皮肤松弛下垂。

随着年龄增长，骨层经历了骨骼再吸收的过程，主要发生在眶骨、眶周、颧骨、颌下和下颌区，脂肪室容量以可预测的模式减少。在深部骨膜上，容量流失主要发生在眶外侧和眶内侧的脂肪室、颊内侧深部脂肪室和颏部脂肪室。在皮下浅层中，大部分容量流失发生在眶外侧的脂肪室，如颞部和耳前区域，颊脂垫浅层的中部和内侧则流失较少。值得注意的是，鼻唇部位的浅表腔室和上、下颌部的腔室受容量流失的影响不大，而由于外侧脂肪容量减少和缺乏纤维固定点，其缺乏外侧支撑而倾向于向内侧移动。所有脂肪重吸收区域都局限在韧带之间，伴随着容量减少，皮肤表面也呈现出几个可见的沟槽：泪沟和睑缘沟（泪沟韧带和眶限制韧带），颊中沟（颧皮肤韧带），鼻唇沟（鼻唇韧带），颊脂沟（腮腺咬肌韧带），木偶线（唇下颌韧带）。因为在面部中心区域有一个牢固的固定点，所有这些韧带都倾向于将其强度保持在面部中心，而侧面部则较为松弛。

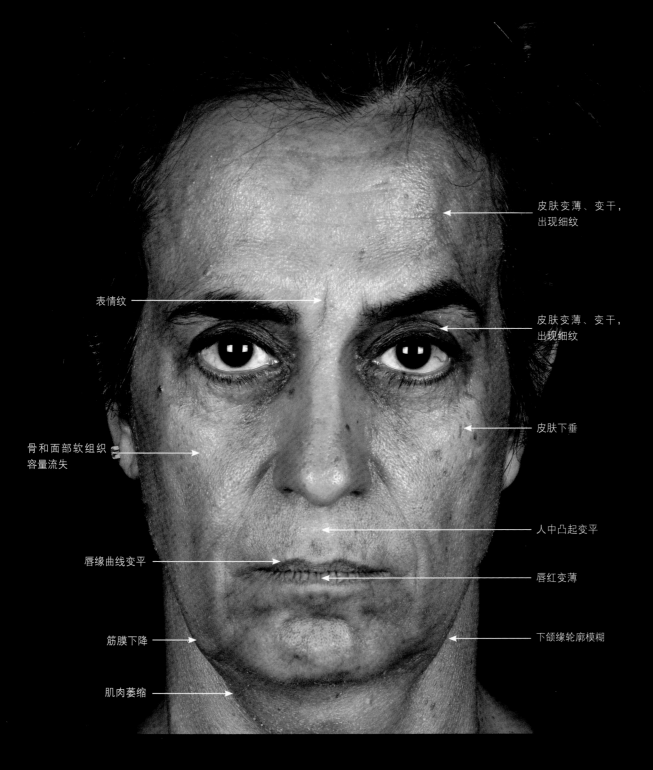

皮肤变薄、变干，
出现细纹

表情纹

皮肤变薄、变干，
出现细纹

皮肤下垂

骨和面部软组织
容量流失

人中凸起变平

唇缘曲线变平

唇红变薄

筋膜下降

下颌缘轮廓模糊

肌肉萎缩

图1-1 面部衰老的各种表现

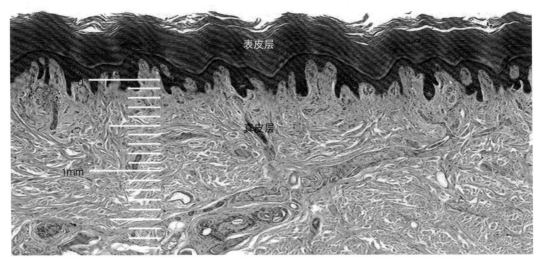

图1-2　皮肤层，真皮层厚度为1.04~1.86mm

皮肤和结缔组织

皮肤是人体表面积最大的器官，具有多种功能。皮肤在物理损伤、化学刺激和细菌侵入等方面起到屏障作用，可以预防脱水、调节体温、介导触觉，并且在免疫监控、激素产生和社会交往中发挥作用。

皮肤有两个层次：表皮层和真皮层（图1-2）。表皮层是皮肤的最外层。它没有血管，完全依赖其下真皮层的血管营养。表皮层主要由复层上皮中的角质层细胞组成。真皮层由结缔组织组成，含有数量不等的弹性纤维和若干神经、血管以及淋巴管。真皮层厚度为1.04~1.86mm。这个结缔组织包含两个不同的层次：深层，即网状层；浅层，即乳头层。网状层由弹性纤维和含量丰富的胶原纤维组成。该层中的细胞主要是成纤维细胞和网状内皮细胞。在网状真皮的深层还有皮脂腺、汗腺、毛囊和小组细胞（Small groups of cells）。皮下组织层是一层紧靠真皮下层的疏松结缔组织。

浅表肌肉腱膜系统

真皮层下方是浅表肌肉腱膜系统（SMAS），由浅层腱膜与肌肉、脂肪（图1-3中右上图）混合组成。与其他骨骼肌不同，面部表情肌没有筋膜包裹，因为它们起源于皮肤或止于皮肤。与肉毒毒素注射不同的是，**填充剂不应注射到表情肌内**。面部SMAS层由多束表情肌组成，因此操作者应仔细观察该层次的深度，以防将填充剂注射入肌肉层内。

图1-3显示了面部组织层次，图1-4显示不同解剖区域如何容纳不同剂量的填充剂。大多数情况下，浅表脂肪层是填充剂的目标层次。

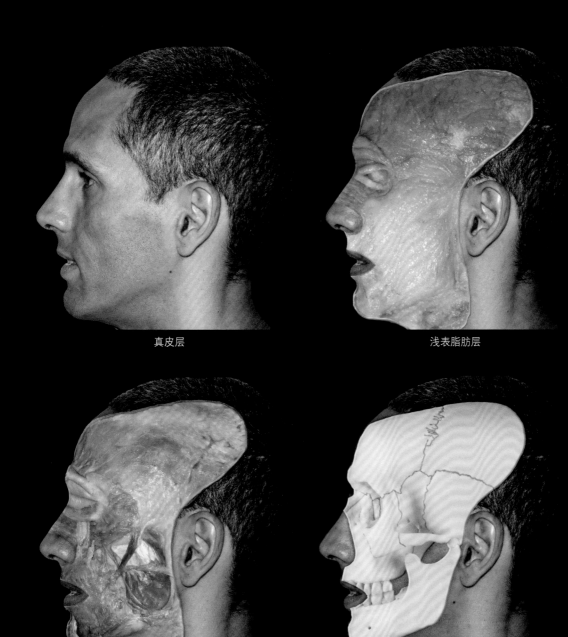

真皮层　　　　　　　　　　　　　浅表脂肪层

肌肉层　　　　　　　　　　　　　骨膜

图1-3　面部组织层次

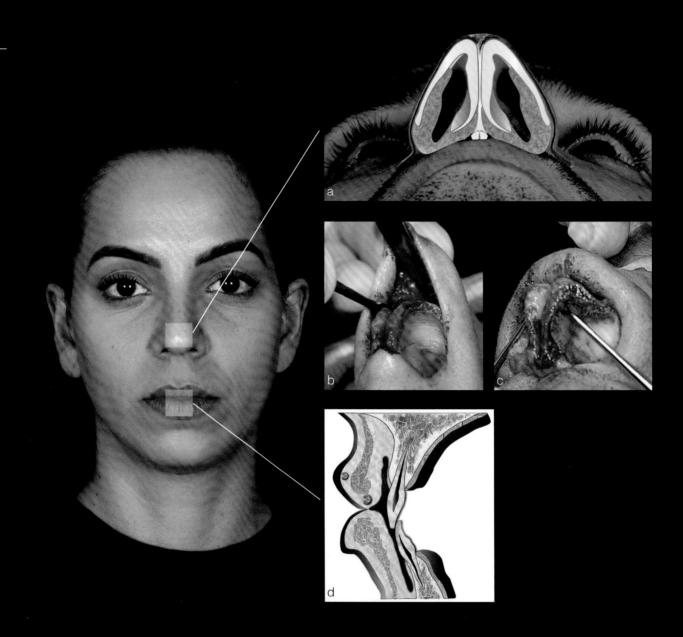

图1-4 （a～c）鼻尖上部是一个低容量的区域，在真皮深层与软骨之间的空间很小。因此，这个区域仅可容纳极少量的填充剂。（d）唇珠是一个具有弹性和延展性的区域，具有良好的容纳能力。它可以容纳多种剂量的填充剂

面部的血供

向血供较差的软组织覆盖区域的真皮层内填充存在坏死的风险。注射的填充剂对血管产生挤压，血流减少引起组织缺血。因此，任何临床操作医师都必须知道面部血管的解剖位置。

颈外动脉是面部血液供应的主要动脉。人们研究最多的面部动脉是面动脉及其分支。面动脉起于下颌骨外缘，走行于颈阔肌下，并向上延伸至内眦处。它穿过颊肌与上颌，位于颧大肌和上唇提肌的深部。面动脉分支为唇部和鼻外侧提供血供。

唇部的血供

临床医师一般不是很了解唇部的解剖结构。但是，唇部注射的流行强调了掌握唇部区域血供的重要性。

供应给唇部的动脉是上、下唇动脉（面动脉的分支），它们通过吻合支与对侧的面部动脉分支相通，从而在唇红缘形成一个环状的血管网。上、下唇动脉刚好位于填充剂注射的部位：在上、下唇干湿黏膜分界线上，上唇的内部。这里也有来自眶下孔的眶下动脉分出的终末支（下睑支、上唇支和鼻唇支）。

大多数情况下，上唇动脉（SLA）起自口角上方，沿着上唇水平从外向内走行。在不到25%的病例中，它起自口角。从上唇动脉起点到口角的距离为5～9mm。起始直径大约为1.5mm，深入口轮匝肌，发出穿支到皮肤、唇红和口腔黏膜。它位于皮下平均深度4.5mm、口腔黏膜下2.6mm、距上唇下边界5.6mm处。在注射填充剂时，建议在口角上方1cm处压住上唇动脉，该处是上唇动脉经过口角附近的点，通过按压可缩小动脉的管径，从而最大限度地减少注射入动脉的风险。

人中的血供由人中的中央动脉、左侧和右侧上升动脉、左侧和右侧副动脉（SLA分支）供应。这些动脉同时也对鼻小柱上升动脉提供重要的血供。值得注意的是，这些血管在人中处形成弓形，位于口轮匝肌上方。

下唇动脉起始于口角附近，沿下唇水平向内侧走行。大多数情况它起自口角下方。下唇动脉的走行路径靠近颏部凹槽外界，下唇唇红缘的外界。大多数唇分支垂直穿入唇红，这些边缘动脉支与唇红的终末支吻合，管径非常细。下唇静脉是面部静脉、颞部静脉、浅表静脉、翼状静脉丛的分支。上颌区域有一个深静脉丛，在注射填充剂时必须避开，尤其是在靠近眶下孔注射时。

鼻部的血供

角动脉（内眦动脉）是面部动脉的终末分支，它沿鼻部走行至内眦部，为眼睑提供血供。它供应鼻背外侧区域的血供，靠近鼻根部，穿过上唇提肌和鼻翼。基于该动脉的特征和所供应区域的面积，我们就能明白，角动脉起着非常重要的作用。预测到该动脉阻塞的后果，注射可能会引起动脉痉挛或压迫，导致整个区域坏死、缺血和瘢痕形成。在内眦部，角动脉汇入滑车上、下动脉和眶下动脉（上颌支）。所以它也为部分前额区域提供血供。

鼻小柱动脉和侧鼻动脉的分支（角动脉分支）供应鼻翼、鼻背和鼻尖部。侧鼻动脉和鼻小柱动脉在鼻背部吻合形成一个弧形拱廊。另一方面，鼻背动脉（眼动脉的一个分支）供应鼻根和鼻背。它的一个分支在鼻根部汇入角动脉，另一个分支向下，与眶下动脉的分支鼻外侧动脉吻合。鼻外侧静脉位于距离鼻翼沟2～3mm处。它们和鼻小柱动脉起于鼻基底深部，止于真皮下丛的顶端。

颞区的血供

颞浅动脉是颈外动脉的终末支。它起源于腮腺水平，并在浅面向上升至颧骨颞突的后部，直至下颌骨颈部。它上升并向前穿过外耳道，在颧弓上方2～3cm处发出终末支。在这个区域，它走行在皮肤与腱膜之间。供应颞部、额部、顶区腮腺及其导管，并且以供应部位相同的名称命名血管分支。当填充耳屏前区域时，应垂直于颞浅动脉在皮下深层中进行精细且缓慢的注射。为防止发生严重损伤，针头不应在同一地方重复操作。此外，该部位应避免注射大量填充剂，因其对周围组织挤压可能引起感觉异常。

面部中1/3（中面部）的血供

眶下动脉起自翼颌裂（接近上颌结节），穿过眼眶，从眶下孔穿出到达面部。因为这个部位血管丰富，为了安全起见，深部填充时应避开眶下孔。眶下动脉的终末支为面部中1/3软组织（下眼睑）、鼻外侧、上唇提供血供。

面部其他区域的血供

在颏部，最重要的动脉就是颏下动脉和颏动脉。颏下动脉在下颌下区起自面动脉，经过下颌骨底部至颏部，供应下颌舌肌、二腹肌前腹及附近结构。在下颌骨联合处向上走行，绕过下颌骨边缘与下唇动脉吻合。因此，在下颌处注射填充时必须使用钝针进行注射，以减少栓塞的发生概率。

颏部也由颏动脉供血，其为下牙槽动脉的一个分支，从颏孔穿出。静脉伴随动脉而行。下颌骨由面动脉和下牙槽动脉供血。

在唇的侧面，面动脉分出上、下唇分支，再向上走行，在鼻外侧缘延伸为内眦动脉。在眉间，它汇入滑车上动脉，供应内侧额部。眼睑上方的额部由眶上动脉供应，它是眼动脉的一个分支。

眼眶区域集中了颈外系统血管和颈内系统血管的一些吻合点。其中最重要的一个吻合是鼻背动脉与内眦动脉的吻合。面动脉是颈外动脉的一个分支，它越过内眦腱表面进入内眦动脉，与眼动脉的分支鼻背动脉有一个吻合，而眼动脉是颈内动脉的一个分支。鼻背动脉的一个分支在鼻根部汇入内眦动脉，另一支向下走行，与眶下动脉的一个分支鼻外侧动脉吻合。

眶上动脉与颞浅动脉有吻合，并形成前额中心区域和颞部区域之间的分界。颞浅动脉从耳前切迹下方经过，可作为其路径参考。因此，在颧弓注射填充剂时，不应在切迹处进针，这很重要。有时为了使面部看起来更阳刚，可突出额头与太阳穴之间的边界。由于颞浅动脉及其与眶上动脉的吻合支正在此区域的脂肪层下方和颞肌上方，因此应避免在此处注射。在前额，血管在枕额肌浅表走行。由于皮肤与骨骼之间的空间很小，这是一个血管损伤的高风险区域。

面部淋巴系统

实际上，在美容皮肤病学及理疗和美学研究中，眶周区域的淋巴回流问题非常普遍。例如，患者经常会抱怨注射肉毒毒素后眼睑肿胀。当在泪沟处注射大量填充剂或对眼周精准塑形，甚或在该部位进行手术时，出现肿胀是很常见的。事实上，眶周淋巴系统是非常纤弱的，经受不了这样的损伤或手术。

由于容量变化引起的压力变化也会引起淋巴管堵塞，这是非常微妙和敏感的问题。人们经常会提到淋巴引流，研究表明，在内侧方向（朝向鼻腔引流系统）和外侧方向（朝向腮腺）的按摩（手动或借助设备）对眼睑区域淋巴引流有帮助。

参考文献

[1] Rittie L, Fisher GJ. Natural and sun-induced aging of human skin. Cold Spring Harb Perspect Med 2015;5:a015370.

[2] Lavker RM, Zheng PS, Dong G. Morphology of aged skin. Clin Geriatr Med 1989;5:53–67.

[3] Lavker RM. Cutaneous aging: Chronologic versus photoaging. In: Gilchrest BA (ed). Photodamage. Cambridge, MA: Blackwell, 1995:123–135.

[4] Man MQ, Xin SJ, Song SP, et al. Variation of skin surface pH, sebum content and stratum corneum hydration with age and gender in a large Chinese population. Skin Pharmacol Physiol 2009;22:190–199.

[5] Luebberding S, Krueger N, Kerscher M. Age-related changes in skin barrier function—Quantitative evaluation of 150 female subjects. Int J Cosmet Sci 2013;35:183–190.

[6] Kligman AM. Perspectives and problems in cutaneous gerontology. J Invest Dermatol 1979;73:39–46.

[7] Shaw RB Jr, Kahn DM. Aging of the midface bony elements: A three dimensional computed tomographic study. Plast Reconstr Surg 2007;119:675–683.

[8] Mendelson B, Wong CH. Changes in the facial skeleton with aging: Implications and clinical applications in facial rejuvenation. Aesthet Plast Surg 2012;36:753–760.

[9] Rohrich RJ, Pessa JE. The fat compartments of the face: Anatomy and clinical implications for cosmetic surgery. Plast Reconstr Surg 2007;119:2219–2231.

[10] Sandoval SE, Cox JA, Koshy JC, Hatef DA, Hollier LH. Facial fat compartments: A guide for filler placement. Semin Plast Surg 2009;23:283–287.

[11] Ozdemir R, Kilinç H, Unlu RE, Uysal AC, Sensöz O, Baran CN. Anatomico-histologic study of the retaining ligaments of the face and use in face lift: Retaining ligament correction and SMAS plication. Plast Reconstr Surg 2002;110:1134–1149.

[12] Russo PR, Fundarò PS. Florence: The Invisible Lifting. Florence: OEO, 2014:109–157.

[13] Haddock NT, Saadeh PB, Boutros S, Thorne CH. The tear trough and lid-cheek junction: Anatomy and implications for surgical correction. Plast Reconstr Surg 2009;123:1332–1342.

[14] Salti G, Rauso R. Facial rejuvenation with fillers: The dual plane technique. J Cutan Aesthet Surg 2015;8:127–133.

[15] Payne Dessinioti CMER, Verner I. Fillers and soft tissue augmentation. In: Katsambas AD, Lotti TM, C, D'Erme AM (eds). European Handbook of Dermatological Treatments. Berlin: Springer, 2015.

[16] Paixão P, Conheço M. A anatomia labial? Implicações para o bom preenchimento. Surg Cosmet Dermatol 2015;7:10–15.

[17] Pessa JE, Rohrich RJ. Topografia facial—Anatomia clínica da face. Rio de Janeiro: Editora Dilivros, 2014.

[18] Radlanski RJ, Wesker KH. The Face—Pictorial Atlas of Clinical Anatomy, ed 2. Berlin: Quintessence, 2016.

[19] Palermo EC. Anatomy of the periorbital region. Surg Cosmet Dermatol 2013;5:245–256.

[20] Warren RJ. Cirurgia plástica estética, vol 2. Centro, Brazil: Editora Elsevier, 2015.

[21] Tamura BM. Facial anatomy and the application of fillers and botulinum toxin—Part II. Surg Cosmet Dermatol 2010;2:291–303.

[22] Filho LA, Cândido PL, Larosa PRR, Cardoso AC. Anatomia topográfica da cabeça e do pescoço. São Paulo: Editora Manole Ltda, 2005.

[23] Madeira MC. Anatomia da face—Bases anatomo-funcionais para prática odontológica. São Paulo: Editora Sarvier, 2013.

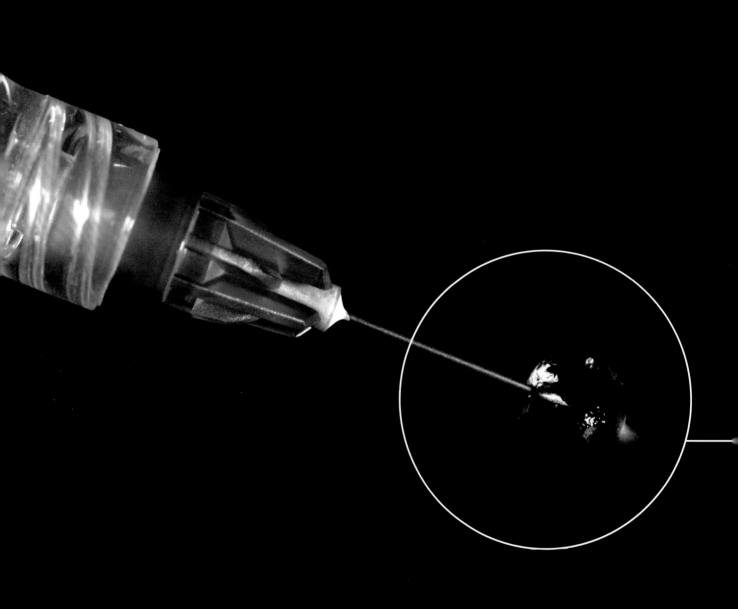

第二章

填充剂的历史、分类和特点

填充剂的历史

生物相容性好并且安全的填充剂的开发需要多年的实验研究。表2-1显示了面部填充剂的历史演变。随着19世纪末局部麻醉和外科技术的发展，更多侵入性美容手术得以开展，包括软组织填充剂注射。脂肪是最早被用于外伤后软组织填充的注射物之一，并且至今仍广泛应用。但是，自体脂肪移植被认为是比较大的操作，因为它需要从另一个部位采集脂肪，且其结果可能是可变的。早在自体脂肪移植之前，石蜡油已经被用于恢复容量和对称性。但是，它的使用往往伴随高发的炎性异物肉芽肿结节（石蜡瘤），从而导致面部畸形，甚至引发危及生命的肺栓塞。因此，石蜡油的填充治疗已经停止使用。

在20世纪中期，填充剂转变为可注射有机硅形式的纯化合成聚合物。尽管一开始看起来前景很好，然而由于它同样会产生肉芽肿的并发症，美国食品药品监督管理局（FDA）最终禁止使用该材料。然而，现在仍存在微量硅材料的微滴注射，这是FDA批准用于眼部的超说明书使用。接下来，特氟龙，一种合成的聚四氟乙烯聚合物，被试验性用于软组织填充，然而，由于其导致炎症反应并且注射困难很快被禁止。

1981年，第一个获得FDA批准的面部填充剂是牛胶原蛋白，商标为Zyderm（Inamed，现在叫Allergan）。Zyderm的批准促进了其他填充剂得到广泛研究和开发，包括同种异体植入材料，并且重新激发人们对自体脂肪的兴趣。尽管有这些研究，牛胶原蛋白仍然是FDA批准的唯一的填充剂，直至2003年FDA批准了第一种透明质酸皮肤填充剂，商标为Restylane（Galderma），用于短效软组织填充。从那时起，由于面部微创年轻化治疗的日益流行，很多填充剂已获得FDA的批准（表2-2和方框2-1）。经过深入的研究和调查，更多长效的合成填充剂上市，包括羟基磷灰石（CaHA）和左旋聚乳酸（PLLA）。

表2-1　**面部填充剂的历史**

年份	填充剂	说明
1863	石蜡油	在美国内战期间及战后使用，并发症包括移位、异物肉芽肿和肺栓塞
1923	自体脂肪	用于填补外伤引起的容量缺失，或用于治疗疾病例如脂肪萎缩、瘢痕、脂肪营养不良（衰老），丰臀
1950	硅胶	最初，硅胶被用来制造矫正尿道狭窄的柔性导管，并被用作填充剂
1961	液体硅胶	液体硅胶用于隆胸和面部手术。后被美国食品药品监督管理局（FDA）禁止使用
1962	聚二甲基硅氧烷（PDMS）	糊状、不可注射的有机硅为工业用途。由于它是一种同种异质材料，因此往往被组织包裹
1981	牛胶原蛋白	被FDA批准用于美容注射的第一种材料。因其会引起过敏反应，所以在给患者注射之前必须进行过敏测试。此外，其效果维持时间短
1989	聚甲基丙烯酸甲酯（PMMA）	不可吸收，可维持永久性效果
2003	透明质酸（HA）	首款获得FDA批准的HA皮肤填充剂（Restylane, Galderma）。也是最受欢迎的皮肤填充剂
2003	羟基磷灰石（CaHA）	半固体、黏性、有内聚力的真皮下填充剂，其主要成分是合成的CaHA。
2004	左旋聚乳酸（PLLA）	可生物降解和吸收的聚合物，用于组织容量缺失较大的部位。不适合填充单个皱纹

表2-2　FDA批准的可注射填充剂和批准时间

FDA批准年份	商品名（制造商）	说明
1981	Zyderm 1（Inamed/Allergan）	牛胶原蛋白（35mg/mL）
1983	Zyderm 2（Inamed/Allergan）	牛胶原蛋白（65mg/mL）
1985	Zyplast（Inamed/Allergan）	牛胶原蛋白（35mg/mL，戊二醛交联的胶原蛋白）
2003	Cosmoderm（Inamed/Allergan）	人胶原蛋白
	Cosmoderm（Inamed/Allergan）	人胶原蛋白
	Restylane（Galderma）	透明质酸
2004	Hylaform（Inamed/Allergan）	动物来源的透明质酸
	Captique（Genzyme）	非动物来源的透明质酸
	Sculptra（Valeant）	PLLA
2005	Cosmoderm 2（Inamed/Allergan）	人胶原蛋白
2006	**Juvéderm Ultra**（Allergan）	非动物来源的透明质酸
	Juvéderm Ultra Plus（Allergan）	非动物来源的透明质酸
	Artefill（Suneva Medical）	PMMA
	Radiesse（Merz）	CaHA
2007	**Perlane**（Medicis）	非动物来源的HA
	Elevess（Anika）	非动物来源的HA
2008	**Prevelle Silk**（Mentor）	非动物来源的HA
	Evolence（ColBar LifeScience）	猪胶原蛋白
2009	**Hydrelle（formerly Elevess）**（Anika）	非动物来源的HA
	Sculptra Aesthetic（Valeant）	PLLA
2010	**Juvéderm XC**（Allergan）	非动物来源的HA，含利多卡因
	Restylane–L（Galderma）	非动物来源的HA，含利多卡因
	Perlane–L（Medicis）	非动物来源的HA，含利多卡因
2011	**Belotero**（Merz）	非动物来源的HA
	LaViv（Fibrocell）	自体成纤维细胞
2013	**Juvéderm Voluma–XC**（Allergan）	非动物来源的HA，含利多卡因
2017	**Juvéderm Vollure–XC**（Allergan）	非动物来源的HA

黑字体的产品是目前仍在市场流通的产品。FDA知道，未经批准的Juvéderm版本，例如Juvéderm Ultra 2、3和4正在美国销售和分销，包括在线零售商（数据源自参考文献1）

方框2-1　**FDA批准的皮肤填充剂适应证**

• 真皮中层至深层，可治疗面部皱纹。
• 口周纹。
• 手背。
• 丰唇。
• 轮廓缺陷。
• 痤疮瘢痕。

填充剂的分类

皮肤填充剂可根据其材料性质、生物降解性和效果持续时间进行分类：

材料性质

- 自体：来自同一个体（例如，自体成纤维细胞）。
- 异种：来自不同的物种（例如，牛胶原蛋白）。
- 异质性材料：非生物材料，例如金属、陶瓷或塑料［例如，聚甲基丙烯酸甲酯（PMMA）］。

生物降解性

- 可生物降解：能够分解，尤其是可分解为无害产品（例如，HA、PLLA）。
- 不可生物降解：不能分解为自然状态的物质或化学物质（例如，PMMA）。

效果持续时间

- 短效的：效果持续时间少于6个月（例如，胶原蛋白）。
- 长效的：效果持续时间6～24个月（例如，HA为12～24个月，CaHA为18～24个月）。
- 半永久的：持续时间2～5年（例如，PLLA为2～3年）。
- 永久的：效果持久不变（例如，PMMA）。

> 透明质酸是一种天然多糖，存在于皮肤真皮层、脐带、滑膜关节液、透明软骨和结缔组织中。透明质酸因为可生物降解，生物相容性好，无免疫原性，是一种理想填充剂。

填充剂的特点（表2-3）

填充剂是用于增加软组织容量的材料。理想的软组织填充剂包含以下特点：

- 增加容量。
- 使用方便，容易塑形。
- 效果可逆。
- 效果好且持久。
- 使用安全，获患者和医师的满意度高。
- 效果自然。
- 患者没有不适感。
- 不需要恢复期。
- 可预见性。
- 不引起过敏反应或刺激性反应。

黏弹性和内聚力是所有软组织填充剂的两个重要特征。

黏弹性描述凝胶的硬度和柔软度，包括其弹性（弹性模量G'，即施压时材料保持原有形状的能力）及其黏度（黏性模量G"，即材料如何抵抗剪切力引起的逐渐变形）。这些累计值决定了黏弹性模量（G*）。G*越高，抗变形能力越强，保持其形状的能力也就越大，因此主要起提升作用。内聚力描述了当施加外力时凝胶黏附在一起的特性，具有较高内聚力的凝胶往往会均匀地渗透到组织中，并且不会因运动而分散。

出于成本和患者舒适度的考虑，填充剂还应具有良好的持久性。但是，众所周知，面部形态会随着时间而变化；而与周围组织相比，填充剂并不会发生变化。因此，使用永久性填充剂将导致面部外观不自然。

> 软组织填充剂通过两种主要机制发挥作用：一是填充剂材料在组织中占据空间；二是刺激成纤维细胞合成胶原蛋白，从而使组织容量增加。了解这一点很重要。

表2-3　目前可用的皮肤填充剂的特点

名称	成分	机制	适应证
Restylane Lyft含利多卡因（1,4-BDDE*）	HA与BDDE化学交联，20mg/mL，悬浮于pH7.0的缓冲液中。凝胶颗粒的粒径为940～1090μm	与真皮深层或皮下组织相结合而增加容量，然后吸收并结合水分子维持容量	注射至真皮深层及皮下浅层，矫正中度至重度的面部皱纹，如鼻唇沟，或矫正21岁以上的与年龄有关的容量缺失
Radiesse（CaHA）	无菌、非致热源性、半固体、黏性注射物，其主要成分是悬浮在无菌注射用水、甘油和羧甲基纤维素钠凝胶载体中的合成CaHA。Radiesse（1.5mL，0.8mL）的CaHA颗粒直径为25～45μm，用25G～27G注射针注射	刺激皮肤中形成新的胶原蛋白（胶原蛋白生产），随着时间推移增加容量	皮下注射用于修复或矫正HIV感染者的面部脂肪流失（脂肪萎缩）。也用于矫正中度至重度面部皱纹，如鼻唇沟
Restylane和Restylane-L（HA）	中等大小颗粒的稳定HA，由链球菌产生，浓度为20mg/mL，并悬浮于pH7.0的缓冲液中	与真皮组织相结合，增加自然容量，然后吸引并结合水分子维持容量	注射至真皮层中层至深层，用于矫正中重度面部皱纹，如鼻唇沟。黏膜下注射用于21岁以上患者的丰唇治疗
Sculptra（PLLA）	人工合成，可生物降解，可生物相容，α-羟基酸家族的免疫惰性聚合物。术前必须用3～5mL无菌注射用水重新配制，静置至少2h以确保在治疗前有水合作用	PLLA颗粒刺激皮肤产生新的胶原蛋白，随着时间的推移增加容量	用于修复和（或）矫正HIV感染患者面部脂肪流失（脂肪萎缩）的表征。在具有免疫力的人群中，采用真皮深层网格（交叉影线）注射技术作为单一治疗方案，用于矫正鼻唇沟浅至深的皱褶缺陷和其他面部皱纹
Bellafill（之前称为Artefill，PMMA）	由PMMA微球（直径30～50μm）组成，悬浮于含3.5%纯化牛胶原蛋白、92.6%缓冲等渗注射用水、0.3%盐酸利多卡因、2.7%磷酸盐缓冲液和0.9%氯化钠的水基凝胶载体	微球能够永久性矫正皱纹	FDA批准用于矫正鼻唇沟。丰唇为禁忌证
微滴硅胶（SMDS，液态硅胶）	二甲基硅氧烷合成聚合物	在注射的硅胶周围会引起纤维化肉芽肿并形成新的胶原蛋白，从而在每个微滴周围形成微小的胶原蛋白珠	液态可注射硅树脂（LIS）用于软组织填充已有50年之久。目前，只有两种LIS产品（AdatoSil和Silikon 1000）获得FDA批准，并且仅用于治疗视网膜剥脱。因此，任何用于美容的液态硅胶注射均为超说明书使用

*：BDDE为1,4-丁二醇二缩水甘油醚，大多数引领市场的HA填充剂所使用的交联剂

注射	维持时间	剂量
装入1mL玻璃注射器中。注射至真皮层中层至深层	6~12个月	20mL/60kg（130磅）体重，每年用量
装入1.5mL或0.8mL注射器中。针尖斜面向下，与皮肤大约成30°角进针。针头在真皮下滑动至需要注射的位置。再将针头推进皮下至起始注射位置，退针时，缓慢地将材料进行线状注射，直到达到期望矫正的效果	维持大约1年。6个月后凝胶载体消失，导致初始效果减弱	注射的量取决于注射部位及所需恢复或增加容量的程度。1∶1矫正，无须过度矫正
装入一次性玻璃注射器中，包含0.4mL、1mL或2mL凝胶规格。用于真皮中层注射	大约6个月	20mL/60kg（130磅）体重，每年用量
无菌冻干粉剂装在透明玻璃瓶中。真皮深层或皮下层注射	大约1年	每次注射剂量应限制为0.1~0.2mL，每个治疗部位的注射剂量依据该部位的表面积而定
无菌产品，不透明灰白色外观，密封于托盘中，包括5个注射器（3个0.8mL，2个0.4mL）。使用前必须使其恢复室温。使用26G注射针头，在需要治疗的皮肤皱褶下方来回移动针头2~3次，同时在整个注射过程中保持恒定压力，以获得最佳美容效果。请勿过度矫正，因为其效果是永久性的	矫正皱纹，维持永久支持结构	尚未确定每个治疗部位注射超过3.5mL或整体注射8.9mL的安全性
真皮内注射时，沿着皱纹以1~2mm间隔注射0.005~0.01mL的微滴硅胶	为获得期望的效果，需要注射4~5次，每次间隔4~6周	不用于美容注射

透明质酸（Hyaluronic Acid, HA）

由于透明质酸的实用性和生物安全性，本书中介绍的技术和临床案例使用的都是透明质酸填充剂。HA是由体内细胞通过酶促过程生物合成的天然聚合物，由成纤维细胞、角质形成细胞和软骨细胞等产生及分泌。它具有线性结构，由D-葡萄糖醛酸和N-乙酰基-D-葡萄糖胺的多糖片段交替排列组成。

人们于1934年首次在眼睛的玻璃体中发现HA，并于1964年在体外合成。它是脊椎动物组织中细胞外基质（ECM）的主要成分之一，包括结缔组织（如真皮层）、滑液、眼球的玻璃体和房水、脐带和透明软骨中均含有HA。与胶原蛋白相比，它没有种属或组织特异性。

HA生物聚合物起到与其他基质分子结合的支架作用，并参与一些重要的生物学功能：

- 细胞黏附和运动的调节：一些细胞表面受体（例如CD44、RHAMM和ICAM-1）已显示与HA相互作用，影响细胞形成、创面修复、炎症和转移等细胞过程。

- 细胞分化和增殖的调控：见上一条。

- 为组织提供机械性能：眼球的滑液和玻璃体体液的黏弹性以及组织水化和水转运的控制。

- 刺激巨噬细胞、内皮细胞、嗜酸性粒细胞和某些上皮细胞的基因表达：伤口愈合和瘢痕形成。

- 炎症的激活或抑制（损伤后的修复过程）：细胞浸润和促炎性细胞因子的增殖。

HA降解副产物似乎具有积极影响伤口愈合和细胞动力学的特性。此外，在胚胎发育时，在脐带中也发现了HA，提示由HA组成的组织可能为组织再生和生长提供有利条件。

如上所述，HA通过特异性和非特异性的相互作用与细胞及其他生物成分结合，从而在ECM中执行一些结构性任务。一些ECM蛋白与HA结合后即可稳定下来。与HA相互作用的特定分子和受体参与细胞信号传导。蛋白聚糖、多能聚糖和神经胶等分子以及受体包括CD44（细胞表面糖蛋白）、RHAMM（HA介导的运动受体）、TSG6（在N端带有连接模块的35kDa糖蛋白）、GHAP（胶质透明质酸结合蛋白）、ICAM-1（细胞内黏附分子-1）及LYVE-1（淋巴管内皮HA受体）是与HA结合的细胞成分。

人们最近发现了HA的新受体，对其功能也做了相关描述。例如，RHAMM在细胞表面以及细胞质和细胞核中均有发现。它调节细胞对生长因子的反应，并在细胞迁移中发挥作用，特别是对于成纤维细胞和平滑细胞而言。

透明质酸作为填充剂

透明质酸具有良好的填充效果，基于它们发生过敏反应的可能性低、物种间的一致性以及它们所具有的黏弹性和吸水特性（通过吸水膨胀）（方框2-2）。一些早期的透明质酸填充剂来源于公鸡鸡冠，但是，残留的禽类蛋白会引起某些患者的过敏反应。非动物来源的稳定型HA通过马疫链球菌发酵而来，目前是用于美容的唯一一类透明质酸填充剂。

方框2-2	透明质酸的性质

- 低致敏性。
- 交联稳定性。
- 有效。
- 黏弹性。
- 物种间的一致性。
- 吸水特性。
- 生物相容性。
- 良好的安全性。

方框2-3	与HA填充剂相关的不良反应

- 淤青。
- 肿胀。
- 触压痛。
- 发红。
- 疼痛。
- 瘙痒。

　　根据透明质酸的交联度、凝胶黏性和浓度的不同可区分不同类型HA填充剂。当注射到皮肤中时，需要交联来稳定HA防止降解。交联度决定制剂的持久性和生物相容性。此外，HA可以分为单相凝胶或双相凝胶。双相凝胶［如Restylane和Perlane（Medicis）］是悬浮在液体中的交联HA颗粒。它们以颗粒直径来区分：Restylane颗粒的直径大约为250μm，Perlane颗粒直径大约为550μm。它们的浓度分别为100 000个颗粒/mL和8000～10 000个颗粒/mL。单相凝胶［如Juvéderm Ultra和Juvéderm Ultra Plus（Allergan）］通过特定技术程序被交联（Hylacross技术，Allergan），生产出完全稳定的无颗粒光滑凝胶。Belotero（Merz）也是一种单相凝胶，通过内聚多方基质技术交联，是生产出的更高弹性和黏性的透明质酸。

　　HA分子量高（50kDa），可连接大量水分子（一个分子能够结合自身1000倍的重量）。皮肤中HA含量随着年龄增长减少，导致皮肤脱水和皱纹产生。由于HA具有稳定、保湿、缓冲特性以及高生物相容性，因此它是用于软组织填充的理想材料。

　　凝胶在吸收过程中浓度会降低，但是容量仍然很大，直到HA的最后一个分子发生降解。根据浓度和交联程度的不同，HA填充剂可以应用于真皮层的浅层、中层、深层以及皮下组织层。

　　自2003年推出HA填充剂以来，HA填充剂展现出极好的效果和可接受的安全性。它们不仅被用于在说明书上所注明的改善鼻唇沟和嘴唇，也被超说明书使用于改善细纹和其他皱纹，以及增加衰老时面部容量。它们较胶原蛋白产品和动物来源的HA可提供更持久的效果。根据1999年全世界14.4万名使用透明质酸（Restylane和Perlane）治疗的患者和2000年26.2万名使用透明质酸（Perlane）治疗的患者数据，对其安全性进行了评估（表2-4）。

　　由于引入了纯度更高的HA原料，总不良反应的发生率从0.15%降低至0.06%。最常见的不良反应是超敏反应，每5000名接受治疗的患者中就有1名出现超敏反应。短期不良反应包括发红、肿胀、局部肉芽肿和细菌感染（方框2-3）。

表2-4　基于黏稠性，各种HA填充剂的适应证

填充剂	适应证	黏稠度
Restylane Volyme	颧骨、上颌骨、下颌骨的容量缺失	高
Restylane Defyne	一般的容量缺失和深皱纹	
Restylane Kysse	唇部形状和质地	
Restylane Refyne	中度皱纹，如木偶纹	
Restylane Fynesse	细纹，如口角纹	
Restylane Skinbooster	深层皮肤滋润	低

　　作为目前市场上使用最广泛的填充剂，HA比其前身具有更多优势。交联HA填充剂已经使用了15年以上，并且总体上耐受性良好。它们具有与天然组织相似的结构特性、很好的生物相容性和良好的组织整合性。作用持续时间可调，涵盖了整个填充剂类别（6～24个月）。并且由于其相对稳定的分子组成，它们无须冷藏即可保存长达2年。由于HA的亲水性，这些填充剂还可以为皮肤补充水分，并且，区别于其他填充剂的是，HA可以使用透明质酸酶降解。在大多数商品中，HA交联可增加其寿命，并且所用的交联剂对最终产品的性能具有重要影响。1,4-丁二醇二缩水甘油醚（BDDE）是大多数领先市场的HA中所使用的交联剂，其稳定性、可生物降解性以及超过15年的长期安全记录使其成为行业标准，领先于其他交联剂，例如二乙烯基砜和2,7,8-二环氧丁烷。

参考文献

[1] Kontis TC, Rivkin A. The history of injectable facial fillers. Facial Plast Surg 2009;25:67–72.

[2] Chacon AH. Fillers in dermatology: From past to present. Cutis 2015;96:E17–E19.

[3] Payne Dessinioti CMER, Verner I. Fillers and soft tissue augmentation. In: Katsambas AD, Lotti TM, C, D'Erme AM (eds). European Handbook of Dermatological Treatments. Berlin: Springer, 2015.

[4] Chuang J, Barners C, Wong BJF. Overview of facial plastic surgery and current developments. Surg J (N Y) 2016;2:e17–e28.

[5] Attenello NH, Maas CS. Injectable fillers: Review of material and properties. Facial Plast Surg 2015;31:29–34.

[6] Jacovella PF. Use of calcium hydroxylapatite (Radiesse) for facial augmentation. Clin Interven Aging 2008;3:161–174.

[7] Macierzyńska A, Pierzchała E, Placek W. Volumetric techniques: Three-dimensional midface modeling. Postepy Derm Alergol 2014;31:388–391.

[8] Kontis TC. Contemporary review of injectable facial fillers. JAMA Facial Plast Surg 2013;15:58–64.

[9] Benedetto AV, Lewis AT. Injecting 1000 centistoke liquid silicone with ease and precision. Dermatol Surg 2003; 29:211–214.

[10] Orentreich DS. Liquid injectable silicone: Techniques for soft tissue augmentation. Clin Plast Surg 2000;27: 595–612.

[11] Webster RC, Gaunt JM, Hamdan US, Fuleihan NS, Smith RC. Injectable silicone for facial soft-tissue augmentation. Arch Otolaryngol Head Neck Surg 1986;112:290–296.

[12] Landman MD, Strahan RW, Ward PH. Chin augmentation with polytef paste injection. Arch Otolaryngol 1972;95:72–75.

[13] Miller PJ, Levine J, Ahn MS, Maas CS, Constantinides M. Softform for facial rejuvenation: Historical review, operative techniques, and recent advances. Facial Plast Surg 2000;16:23–28.

[14] Dermal Fillers Approved by the Center for Devices and Radiological Health. https://www.fda.gov/MedicalDevices/ProductsandMedicalProcedures/CosmeticDevices/ucm619846.htm. Updated 27 July 2015. Accessed 16 November 2015.

[15] Rohrich RJ, Ghavami A, Crosby MA. The role of hyaluronic acid fillers (Restylane) in facial cosmetic surgery: Review and technical considerations. Plast Reconstr Surg 2007;120(suppl 6):S41–S54.

[16] Muhn C, Rosen N, Solish N, et al. The evolving role of hyaluronic acid fillers for facial volume restoration and contouring: A Canadian overview. Clin Cosmet Investig Dermatol 2012;5:147–158.

[17] Sundaram H, Cassuto D. Biophysical characteristics of hyaluronic acid soft-tissue fillers and their relevance to aesthetic applications. Plast Reconstr Surg 2013;132(suppl 2):5S–21S.

[18] Carruthers J, Carruthers A. Soft Tissue Augmentation. Philadelphia: Saunders, 2013:91–94.

[19] Burges CM. Principles of soft tissue augmentation for the aging face. Clin Investig Aging 2006;1:49–55.

[20] Dermal fillers Medscape. http://www.med-pdf.com/82w/26210-silicone-the-queen-of-fillers.htmL. Accessed 4 December 2018.

[21] De Boulle K, Glogau R, Kono T, et al. A review of the metabolism of 1,4-butanediol diglycidyl ether–crosslinked hyaluronic acid dermal fillers. Dermatol Surg 2013;39:1758–1766.

[22] Fabbrocini G, Annunziata MC, D'Arco V, et al. Acne scars: Pathogenesis, classification and treatment. Derm Res Practice 2010;2010.

[23] Fakhari A, Berkland C. Applications and emerging trends of hyaluronic acid in tissue engineering, as a dermal filler, and in osteoarthritis treatment. Acta Biomater 2013;9:7081–7092.

[24] Falcone S, Palmeri D, Berg R. Biomedical applications of hyaluronic acid. ACS Symposium Series 2006;94: 155–174.

[25] Zheng SX, Liu Y, Palumbo F, Luo Y, Prestwich G. In situ crosslinkable hyaluronan hydrogels for tissue engineering. Biomaterials 2004;25:1339–1348.

[26] Vejlens L. Glycosaminoglycans of human bone tissue. Calcified Tissue Int 1971;7:175–190.

[27] Dumitriu S. Polymeric Biomaterials. New York: Marcel Dekker, 2002.

[28] Segura T, Anderson B, Chung P, Webber R, Shull K, Shea L. Crosslinked hyaluronic acid hydrogels: A strategy to functionalize and pattern. Biomaterials 2005;26:359–371.

[29] Underhill C. CD44: The hyaluronan receptor. J Cell Sci 1992;103:293.

[30] Necas J, Bartosikova L, Brauner P, Kolar J. Hyaluronic acid (hyaluronan): A review. Veterinarni Medicina 2008;53:397–411.

[31] Brecht M, Mayer U, Schlosser E, Prehm P. Increased hyaluronate synthesis is required for fibroblast detachment and mitosis. Biochem J 1986;239:445.

[32] Mian N. Analysis of cell-growth-phase-related variations in hyaluronate synthase activity of isolated plasma-membrane fractions of cultured human skin fibroblasts. Biochem J 1986;237:333.

[33] Chen WYJ, Abatangelo G. Functions of hyaluronan in wound repair. Wound Rep Regen 1999;7:79–89.

[34] Eng D, Caplan M, Preul M, Panitch A. Hyaluronan scaffolds: A balance between backbone functionalization and bioactivity. Acta Biomaterialia 2010;6:2407–2414.

[35] Kim J, Kim I, Cho T, et al. Bone regeneration using hyaluronic acid-based hydrogel with bone morphogenic protein-2 and human mesenchymal stem cells. Biomaterials 2007;28:1830–1837.

[36] Turley EA, Noble PW, Bourguignon LY. Signaling properties of hyaluronan receptors. J Biol Chem 2002;277: 4589–4592.

[37] Christofori G. Changing neighbours, changing behaviour: Cell adhesion molecule-mediated signalling during tumour progression. EMBO J 2003;22:2318–2323.

[38] Monheit GD, Coleman KM. Hyaluronic acid fillers. Dermatol Ther 2006;19:141–150.

[39] Flynn TC, Sarazin D, Bezzola A, Terrani C, Micheels P. Comparative histology of intradermal implantation of mono and biphasic hyaluronic acid fillers. Dermatol Surg 2011;37:637–643.

[40] Greco TM, Antunes MB, Yellin SA. Injectable fillers for volume replacement in the aging face. Facial Plast Surg 2012;28:8–20.

[41] Friedman PM, Mafong EA, Kauvar ANB, Geronemus RG. Safety data of injectable nonanimal stabilized hyaluronic acid gel for soft tissue augmentation. Dermatol Surg 2002;28:491–494.

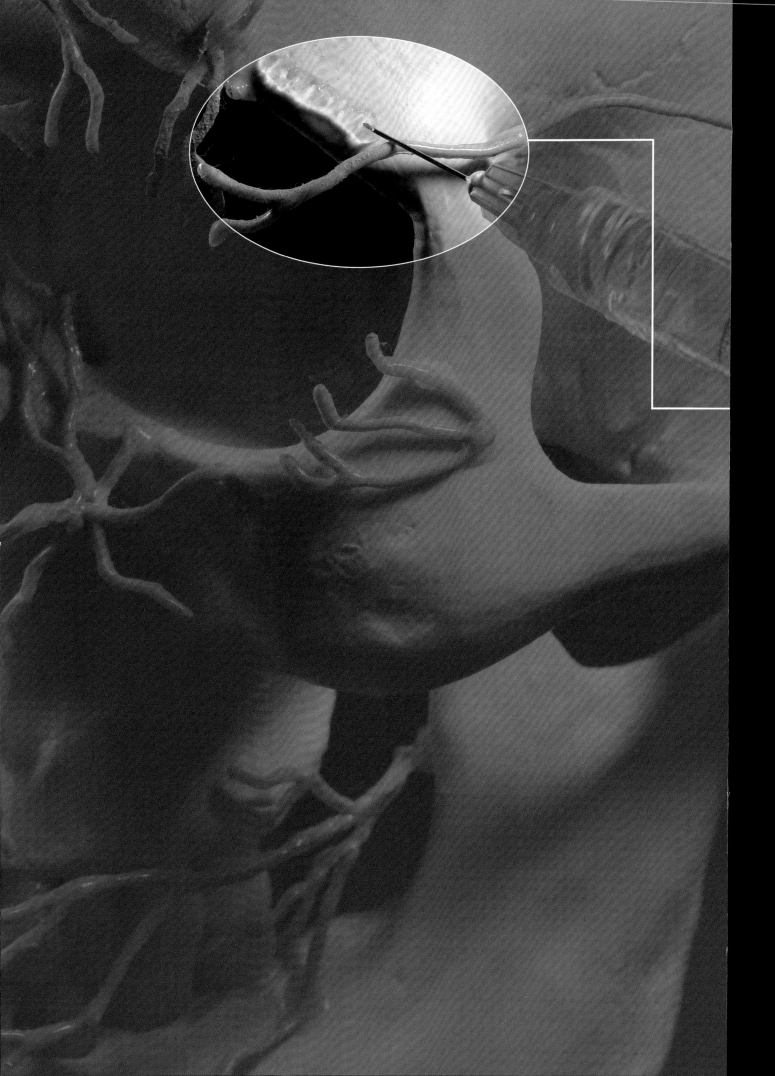

第三章

注射层次和注射技术

表3-1　注射层次和特性

特性	浅表脂肪层	深层脂肪层
维持时间	长	短
注射量	少量	多量
注射深度	3mm	骨膜层
针头选择	锐针或钝针	锐针或钝针
注射区域	所有	泪沟
结局	聚集	扩散
提升层次	2	4

注射层次

肉毒毒素应该注射至肌肉内，而填充剂则不能。由填充剂注射引起的肌纤维分离将会导致损伤和炎症。填充剂的理想注射层次是脂肪层。就解剖学而言，脂肪是天然的填充材料，因此填充剂注射在脂肪层也是合情合理的。

面部表情肌没有筋膜将其分开并包裹。取而代之的是一层脂肪将肌肉彼此及与骨面隔开。面部脂肪具有填充作用，使面部解剖结构分布于两个层次：浅层和深层。浅层位于皮下，而深层位于肌肉层下方。填充剂注射在这两个层次时，可以获得不同的效果。

深层脂肪层注射需要较大剂量的填充剂才能在面部皮肤上产生明显的效果。这可以理解为在物理层面上，填充剂需要达到将上面覆盖的肌肉层和皮肤层隆起来的效果。相反的，浅表脂肪层注射仅需较少量的填充剂即可达到相似的效果，因为填充剂所需要提升的组织层次较少（仅有浅表脂肪层和皮肤）。

深层脂肪层位于肌肉下方，肌肉的反复收缩会使填充剂变平。因此，注射在该区域的填充剂可能维持时间较短，所以理想的操作技术是将面部填充剂注射于浅表脂肪层中。泪沟是一个例外。泪沟区域的皮肤非常薄，当填充剂聚集在浅层时会非常明显。深层注射则可以避免该不良反应，即注射在眶骨与眼轮匝肌之间的深层脂肪层。当填充剂位于眼轮匝肌下方时，眼轮匝肌可以对其下方的填充剂起到遮盖作用，从而获得自然外观。

为了找到正确的注射层次，临床医师应考虑注射所需深度。例如，若注射在浅表脂肪层，深度大约为表皮下3mm。当注射在深层脂肪层时，参考深度为锐针或钝针触及骨面（表3-1）。将填充剂注射在准确的层次不仅可以达到理想效果，还可以预防不良反应和严重并发症的产生。没有接受过新鲜尸体标本解剖训练的临床医师可能会觉得很难感受到这些层次。图3-1和图3-2显示了这些不同的解剖层次及其厚度。

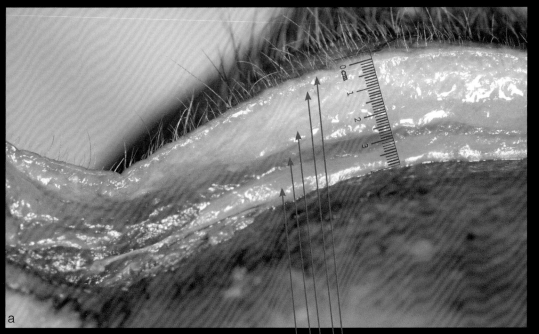

表皮层=0.8mm

真皮层=1mm

浅表脂肪层=1.6mm

降眉间肌=0.5mm

深层脂肪层=0.8mm
骨膜层=0.05mm

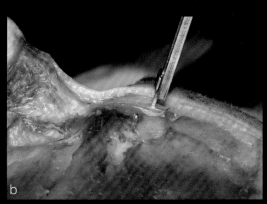

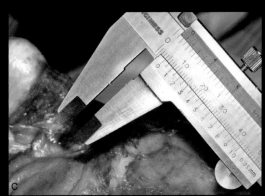

图3-1　前额的组织层次。（a）眉间总厚度约为4mm。这个厚度在不同个体及种族间会有差异。
（b）使用游标卡尺测量厚度。（c）游标卡尺显示测量值

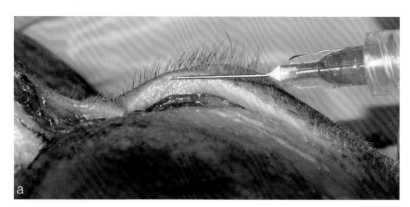

真皮深层填充

目的：不用于增加容量，而仅用于皮下补水，因为真皮扩张能力有限

注射器：锐针。因为真皮较韧，钝针不能穿透

产品：皮肤增强剂或小分子填充剂

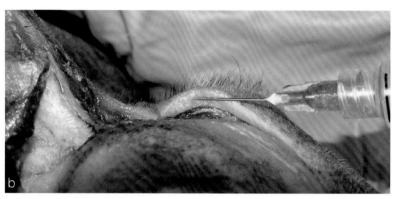

浅表脂肪层填充

目的：增加容量伴或者不伴塑形

注射器：锐针或钝针。钝针容易穿透此层脂肪

产品：黏性适中填充剂

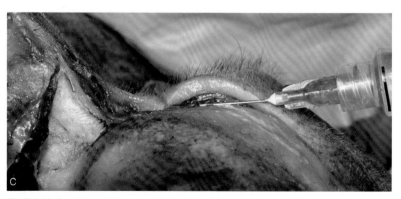

骨膜上填充

目的：增加容量，不用于塑形

注射器：锐针或钝针。钝针可在骨膜上滑行，减少了肌肉损伤的概率

产品：大分子填充剂

图3-2 新鲜尸体标本的眉间区域具有3个填充的注射层次。临床医师在一次注射时可能会选择1～2个层次（双平面技术包括骨膜上层和浅表脂肪层进行注射）、2～3个层次进行注射。（a）真皮深层填充。（b）浅表脂肪层填充。（c）骨膜上填充

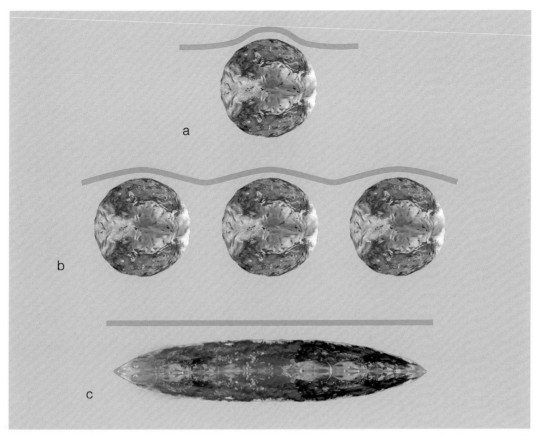

图3-3 不同注射方式对皮肤浅层解剖结构的影响。（a）点状注射。（b）连续点状注射。（c）线性注射

注射技术

不同注射技术通过以下几种途径对皮肤浅层解剖结构产生影响（图3-3）。

- 点状注射：如果是浅表注射，填充剂会导致皮肤明显降起。当是深层注射时，它可使局部凹陷变平坦而周围皮肤不会隆起。用于点状凹陷和（或）塑形，例如上唇唇珠、痤疮瘢痕、颧部低平、鼻唇沟凹陷、眉间及下颌后缩。

- 连续点状注射：如果是浅表注射，填充剂可能会使皮肤表面产生结节。尽管这是一项简单的注射技术，但易引起皮肤表面不平整等不良反应，因此不建议使用。其效果较难预测。

- 线性注射：如果是浅表注射，填充剂会引起皮肤表面明显的线性隆起。当是深部注射时，它可使凹陷平整。适用于人中、唇红缘、面颊、下颌后缩、木偶纹、下颌轮廓、鼻尖眼眶和颧弓的骨性结构、睑下凹陷和沟壑。

图3-4中描述的注射技术可使用锐针或者钝针。临床医师需要根据预期的最终效果来选择注射技术。

由于填充剂呈凝胶状，因此在使用锐针和钝针时，需要较强的推注力量。所以，充装填充剂的注射器类似于Luer-Lok（BD Medical）这一类型，将锐针或钝针牢固地固定到注射器的尖端，以避免在注射过程中凝胶从边缘被挤出（图3-5）。

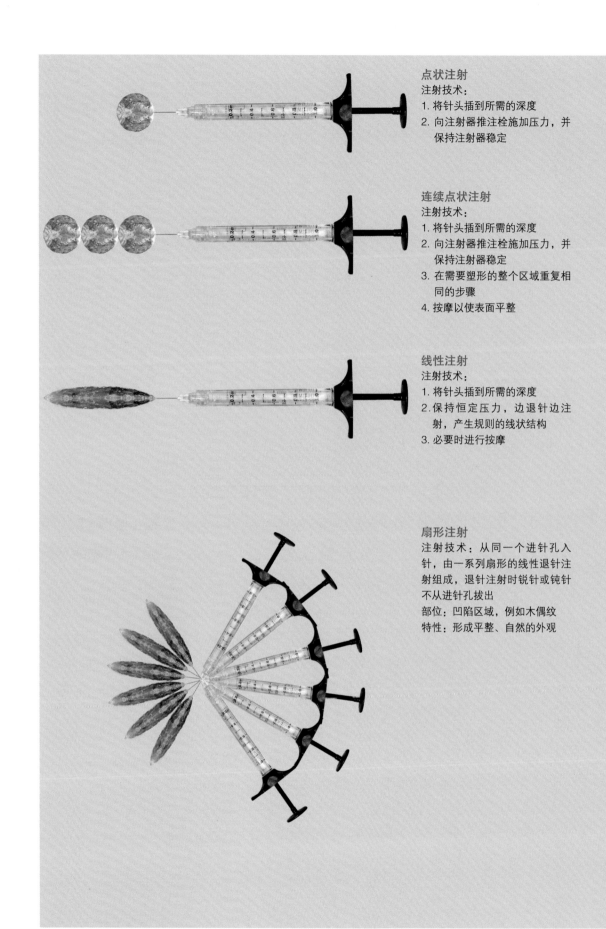

点状注射
注射技术：
1. 将针头插到所需的深度
2. 向注射器推注栓施加压力，并保持注射器稳定

连续点状注射
注射技术：
1. 将针头插到所需的深度
2. 向注射器推注栓施加压力，并保持注射器稳定
3. 在需要塑形的整个区域重复相同的步骤
4. 按摩以使表面平整

线性注射
注射技术：
1. 将针头插到所需的深度
2. 保持恒定压力，边退针边注射，产生规则的线状结构
3. 必要时进行按摩

扇形注射
注射技术：从同一个进针孔入针，由一系列扇形的线性退针注射组成，退针注射时锐针或钝针不从进针孔拔出
部位：凹陷区域，例如木偶纹
特性：形成平整、自然的外观

图3-4 不同的注射技术

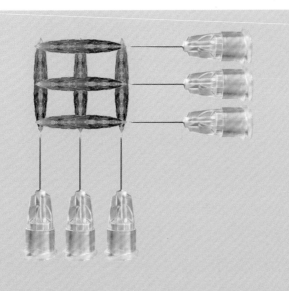

网格注射

注射技术：它由呈网格状分布的
一系列平行线性注射组成

部位：广泛的凹陷区域和（或）
用于皮下补水部位，例如侧面部

特性：形成平整、自然的外观

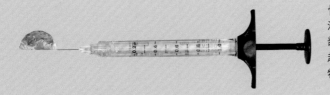

骨膜上注射

注射技术：骨膜上点状注射

部位：由骨质流失和骨量不足引
起的凹陷处，如颞部和下颌部

特性：它模拟骨骼组织支撑皮肤

皮下剥离

操作技术：

1. 使用常规锐针头或Nokor锐针
头（BD Medical），在欲填
充范围顺着长轴方向由一个
进针点进针

2. 取下注射器，上下拨动针头以
去除组织粘连。操作范围以
不超过欲填充范围为宜

3. 将填充剂注射在松解区域，以
防止形成新的皮肤粘连

部位：皮肤粘连部位，例如瘢痕

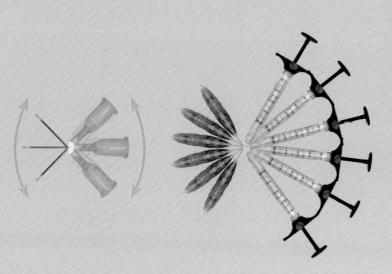

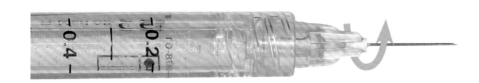

图3-5　锐针或钝针牢固地固定到注射器尖端，以避免在注射过程中凝胶被挤出

锐针和钝针

皮肤填充剂注射器可配合锐针或钝针使用。

锐针

皮肤填充剂的制造商提供注射器以及适合各种填充剂的锐针（图3-6）。包装中包括较细的针头（约0.3mm）用于小分子填充剂，而较粗的针头（约0.4mm）则用于稍大分子的填充剂。锐针的优点在于它们由制造商提供，可用于皮肤穿刺和真皮内注射。但是，由于锐针存在斜切面，可能会刺破血管并引起栓塞。同时由于锐针比较短，因此要在广泛的区域进行填充就需要较多的穿刺次数。它们还可能引起淤青、皮肤裂伤和组织损伤。

钝针

皮肤填充剂的制造商不提供钝针，需要单独购买（图3-7）。临床医师可以根据要填充区域的范围来选择钝针的长度。根据填充剂的稠度来选择钝针的粗细规格。钝针的主要优点是不损伤组织，它将组织分离开而不是切割开，这可以防止淤青和可能发生的栓塞。它们比较长，因此需要较少的穿刺即能够达到比较均匀的形态。它们可以弯曲，在浅层注射时能够顺应皮肤紧贴皮肤内侧而不会将皮肤撕裂。

比25G的钝针小的钝针很细、很锋利，功能类似于锐针，所以其安全性也不如其他较粗规格的钝针。这种规格的钝针可能会引起血管栓塞并导致坏死。因此，建议使用25G、22G和18G的钝针。某些品牌的钝针套装会包含一个锐针，用于穿破皮肤做针孔。该锐针的粗细规格应与钝针粗细一致。不同规格的钝针会用不同颜色来表示（图3-8）。

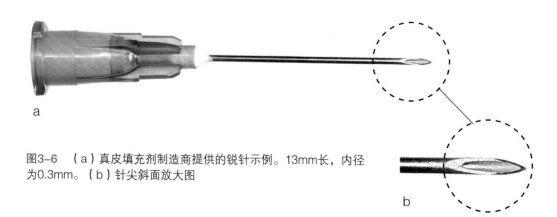

图3-6　（a）真皮填充剂制造商提供的锐针示例。13mm长，内径为0.3mm。（b）针尖斜面放大图

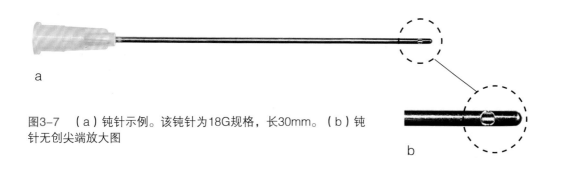

图3-7 （a）钝针示例。该钝针为18G规格，长30mm。（b）钝针无创尖端放大图

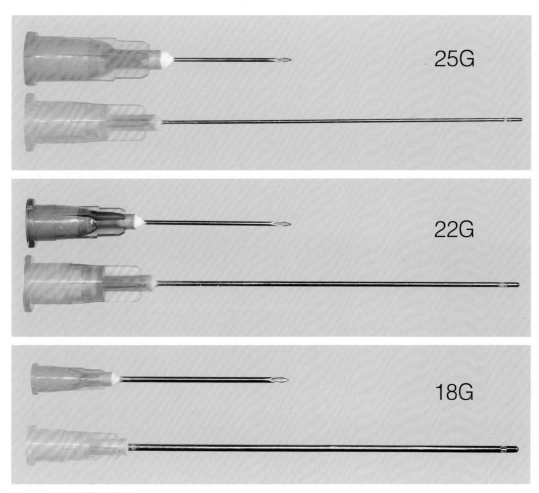

25G

22G

18G

图3-8 不同规格的钝针

参考文献

[1] Payne Dessinioti CMER, Verner I. Fillers and soft tissue augmentation. In: Katsambas AD, Lotti TM, C, D'Erme AM (eds). European Handbook of Dermatological Treatments. Berlin: Springer, 2015.

[2] Salti G, Rauso R. Facial rejuvenation with fillers: The dual plane technique. J Cutan Aesthet Surg 2015;8: 127–133.

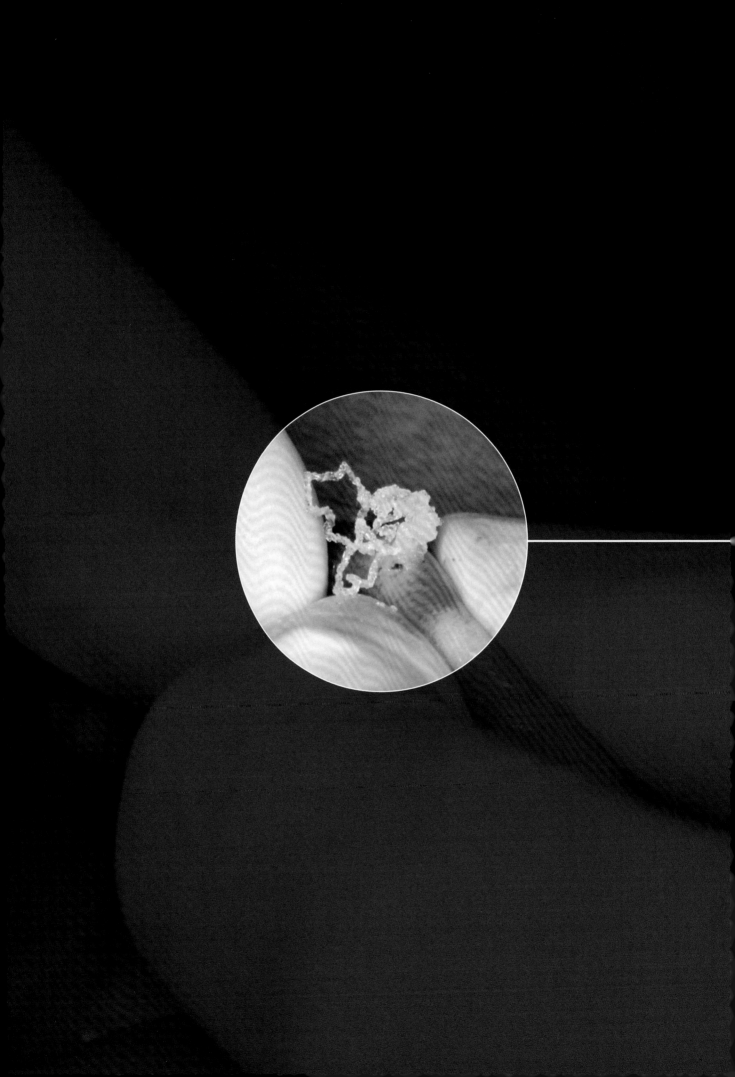

第四章

并发症

方框4-1　根据发生时间，对软组织填充剂注射的并发症分类

早期并发症	后期并发症
• 血管栓塞/软组织坏死。	• 感染。
• 炎症反应（急性/慢性）。	• 肉芽肿（一般为慢性肉芽肿）。
• 过敏反应/超敏反应。	• 结节。
• 注射相关事件。	• 色素沉着。
• 疼痛。	• 移位。
• 淤斑。	
• 红斑。	
• 淤血。	
• 出血。	
• 注射位置不当/注射位置过浅。	
• 远端扩散，移位。	

　　各种皮肤填充剂的成分、作用持续时间、硬度、给药的难易程度、潜在的并发症和其他因素均会有所不同，所有这些因素都会影响治疗效果。因此，使用皮肤填充剂获得理想效果的关键取决于医师要了解其不同特性、功能、注射方法、风险和局限性。此外，与皮肤填充剂注射相关的学习是一个曲线过程，它需要通过练习来获得预期的效果。预防皮肤填充剂并发症最重要的环节是选择合适的患者，而非治疗不合适的患者。

　　方框4-1根据发生时间对软组织填充剂注射的并发症进行了分类。一些解剖区域，如眉间、鼻翼基底、鼻部和颞部并发症的发生风险较高。此外，患者病史可能与不良反应的出现有相关性。实践经验不足也是导致并发症发生的一个因素。临床医师应选择适当的产品并采用合适的注射方式，以最大限度地减少不良反应的产生。进行注射的临床医师应该全面了解注射相关信息——相关的解剖结构以及患者完整的美容手术史，以确定是否存在相对禁忌证或绝对禁忌证。值得注意的是，临床医师应向患者询问以往使用皮肤填充剂出现的不良反应、严重过敏反应或其他明显的体征。

　　特别是对于透明质酸（HA），以下指南将帮助临床医师将不良反应的风险降至最低：

- 掌握注射部位的解剖结构。
- 注意"危险"区域。
- 注射前回抽。
- 以最小的压力缓慢推注。
- 逐步注射0.1~0.2mL的产品。
- 使用钝针。
- 谨慎对待患者既往史。
- 如果遇到阻力或患者感到疼痛/不适，请停止注射。
- 监测患者的情况。

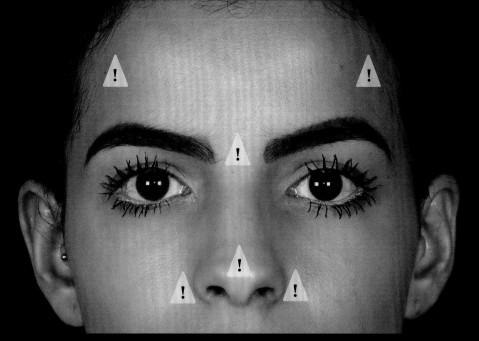

图4-1　组织缺血的高危区域

血管栓塞和皮肤坏死

　　HA填充剂注射的罕见但潜在的严重并发症是皮肤坏死。组织缺血被认为是HA水合并扩张后压迫血管产生的继发反应，或者误将HA注入动脉内或血管内引起的栓塞（图4-1）。也有远离注射部位的区域发生皮肤坏死的报道，提示填充剂注入动脉引起栓塞。填充剂注入动脉使视网膜动脉或眼动脉分支梗阻可继发严重的视觉损伤，这一严重并发症最常见于眉间或鼻唇沟注射填充之后。同样，眉间和鼻唇沟也是发生皮肤坏死最常见的注射部位（图4-2），因为这些区域的侧支循环有限。皮肤坏死通常表现为皮肤发白和晦暗并伴随疼痛。静脉阻塞也有报道，表现为延迟出现的不明原因的不适和淤斑样病灶。

　　缺血性并发症的治疗包括热敷、2%硝酸甘油糊剂或西地那非以及皮质类固醇激素系统性用药以促进血管扩张，使用阿司匹林或低分子量肝素抗凝，以及病灶内注射透明质酸酶。预防皮肤缺血进展到坏死的关键是早识别、早治疗。针对这些情况目前尚无理想的治疗方法共识，但重要的是保持局部清洁，使用热敷和2%的硝酸甘油糊剂，并按摩该区域以缓解缺血症状。如果组织坏死，建议尽早注射透明质酸酶（24h内）以减少坏死所致的损害。如果发生栓塞，可能还需要行全肝素治疗。在这种情况下，应将30~75U的透明质酸酶溶解在生理盐水或利多卡因中给药。

　　在治疗HA注入动脉的病例时，研究认为不需要直接在血管内施用透明质酸酶，因为透明质酸酶易于扩散到血管腔中。因此，透明质酸酶可注射到可疑阻塞的区域而不是直接注射至血管内。

警告

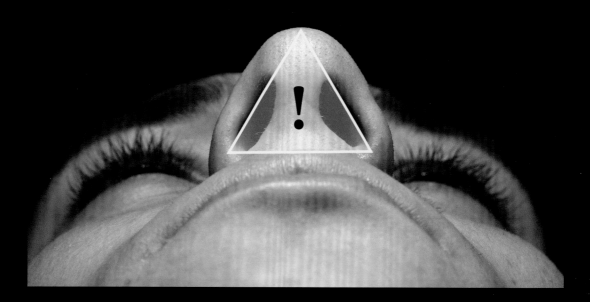

⚠ 鼻尖中线部位注射填充的剂量不应超过0.1mL（注射器容量的10%）。两侧注射可导致中间部位的血供不足。

⚠ 当使用高密度填充剂时，会产生更强的血管压迫，增加坏死的发生风险。

⚠ 鼻尖使用锐针会增加血管栓塞和坏死风险。

⚠ 鼻前棘区域注射总量不应超过0.3mL。

⚠ 危险三角因其靠近面静脉而得名，鼻翼软骨底部正位于此，此处栓塞可回流到海绵窦引起脑栓塞，如果感染可能会发展为脑膜炎（通过颅内静脉系统传播）甚至死亡。另一方面，血栓形成可能会影响视网膜中央静脉，导致不可逆的视力丧失。在同一区域可能发生的另一种并发症是鼻唇沟末端的角动脉逆行栓塞，其与眼动脉吻合，可能导致不可逆的视力丧失。需要避开该区域。

⚠ 不建议在手术后20天内使用Nexcare微孔胶带或类似胶带以及鼻缩血管剂。这些产品中都含有苯扎氯铵（BKZ，季铵盐基消毒剂），这种杀菌剂对产孢子菌、真菌和病毒无效。苯扎氯铵能引起鼻黏膜细胞的组织形态学改变，并降低局部免疫力（降低中性粒细胞的吞噬活性）。因此，它会增加机会性感染的发生风险。

⚠ 鼻缩血管剂可引起局部血管收缩，导致皮肤坏死。

⚠ 患者既往有鼻整形史，可增加坏死的发生风险。

图4-2　精细的鼻部血管化增加了填充剂注射后发生并发症的风险

非炎性结节

HA注射过多或位置不当可导致皮下结节的产生。HA是可吸收的，一般结节最终会随着时间的推移而自行消退。但是，如果结节疼痛或患者为其外形而烦恼，可以注射透明质酸酶将结节溶解。

治疗后早期出现的肿块、不对称或轮廓畸形可通过按摩来改善。针刺或小切口负压抽吸也是一种选择。 HA填充剂的一个优势就是，出现不规则的现象可使用透明质酸酶逆转，其他填充剂不具备这个特点。不建议在很薄的区域（如泪沟）使用具有较高弹性模量（G'）产品。

炎性结节

HA注射后炎性结节的发生也有报道，可能与感染和注射范围内活性生物膜形成相关。如果怀疑有感染，则初步治疗包括口服抗生素，病灶有波动感时可切开引流，并在病灶内注射皮质类固醇激素。抗生素治疗开始后应给予类固醇激素。治疗疼痛性炎性结节可进行透明质酸酶注射。透明质酸酶已在体外被证实能有效分解细菌生物膜，并显示在治疗填充剂注射相关的感染中具有临床作用。建议同时口服抗生素，因为使用透明质酸酶可能通过降解聚集物会使感染扩散。

与HA凝胶或蛋白质污染相关的肉芽肿反应也可能引起炎性结节。建议采用以下经验性抗生素方案治疗：克拉霉素500mg+莫西沙星400mg，每天2次，持续10天；或环丙沙星500～750mg，每天2次，持续2～4周；或米诺环素100mg，每天1次，持续6个月。

不良容量

填充剂治疗的潜在并发症是不良容量，有效的治疗依赖于适当的诊断。表4-1列出了常见的不良容量的诊断和治疗方法。

表4-1　不良容量的诊断及其处理

诊断	特性	治疗
低品质HA	与产品相关的因素包括填充剂的浓度和流变特性以及制造工艺（例如纯化） 操作后即刻=常规容量 术后=可触及大小恒定的结节	1. 按摩。如果未解决，请继续执行步骤2 2. 如果位于唇红处，施加压力，使用18G锐针进行穿刺，然后挤压结节。在皮肤下区域，切口无效。透明质酸酶不会溶解低品质的HA，因为它不仅仅是由HA制成的
HA过量	恰当的注射技术以及合适的剂量有助于降低不良反应和轮廓不规则的发生风险 操作后即刻=容量过大	如果位于唇红处，施加压力，用18G针刺破结节并挤出过多的HA。在皮肤覆盖下的区域，结节不能被刺破或挤压。在这些情况下，需要使用透明质酸酶
过敏	操作后即刻=容量逐渐增大 术后=容量迅速增大，并发红	等待48h后自发缓解或开具2天抗组胺药口服使患者更舒适。
感染	将2%葡萄糖酸氯己定加入70%异丙醇进行有效的皮肤消毒可降低感染的发生风险。应使用一次性无菌手套、无菌敷料盘和铺单 操作后即刻=正常容量 术后=容量缓慢增加，并出现疼痛和发红。2天后明显	根据患者的临床表现可开具抗生素。如果出现明显水肿，可开具消炎药。出现疼痛时可开具止痛药
急性/慢性炎症（注射同种异体性材料时出现）	操作后即刻=正常容量、发红 术后=容量波动，并随着明显的结节和发红而略有增加。**HA不会产生这种不良反应，因为它具有生物同源性**	口服处方抗炎药物和（或）使用局部浸润剂（例如氟烃氢化泼尼松）和（或）局部外用抗炎药物（例如倍他米松）
大量产品注射过浅导致淋巴管受压	操作后即刻=正常容量 术后=容量从正常到过大 这种不良反应最常见的部位是泪沟。表现为晨重、午后开始减轻	注射透明质酸酶

透明质酸酶

　　HA注射后对疗效不满意时，可以通过注射市售的透明质酸酶（这是一种可以将不需要的HA皮肤填充剂进行分解的酶）进行治疗。

　　透明质酸酶是一类充当分散剂的可注射酶。它能通过水解作用加速HA的自然分解。透明质酸酶的批注适应证有增加组织的通透性，以增强药物的扩散或加速皮下渗液的吸收，而在美容领域它被广泛用于超说明书使用的情况。说明书以外应用不一定意味着使用不安全，而是以不同于许可使用的方式对它进行处方开具和管理。

　　除了人类，在一些蛇、蜥蜴和昆虫的毒液中也发现了透明质酸酶。它们通过降解HA，造成局部损害并加速毒素在咬伤部位的扩散，破坏细胞外基质的局部完整性。此外，各种革兰阳性细菌（如金黄色葡萄球菌）能产生细菌HA裂解酶，其作为一种潜在毒力因子能增强组织渗透性。

透明质酸酶的应用具有良好耐受性，并且很少发生不良事件。为预防起见，必须在应用透明质酸酶之前进行过敏试验，因为有诸如注射后暂时性瘙痒或过敏反应等不良反应的报道。Wohlrab等在一项纳入了20名参与者的前瞻性、单中心、安慰剂对照、双盲、个体内比较研究中，利用吸水疱法研究了辅助性透明质酸酶对伤口愈合的影响，发现没有延缓伤口愈合或其他相关风险因素。这些临床结果与作者使用人类主要结构性皮肤细胞（人类角质形成细胞和真皮成纤维细胞，数据未发表）进行的体外伤口愈合研究相符。

根据文献，Buhren等就透明质酸酶在美容医学中的应用提出了以下几点建议：

- 在使用皮肤HA填充剂时，应备有可立即使用的透明质酸酶。
- 有美容适应证时，应将透明质酸酶（Hylase，Dessau）溶于1.0mL生理盐水溶液（0.9%NaCl）中使用。
- 意外将HA填充剂注射入血管内发生血管性坏死的严重并发症时，应立即在整个区域大剂量注射透明质酸酶治疗（最好是注射后4h内）。
- 为了矫正HA填充过量，透明质酸酶的应用量不应超过预估的过度矫正填充量，避免HA完全降解而没有填充效果。理想情况下，透明质酸酶应小剂量逐步注射，必要时分多次注射以达到所需的矫正程度并防止过度矫正。
- 为了治疗HA填充泪沟时引起的下睑水肿，一次仅应使用少量透明质酸酶以逐渐溶解过量的HA，避免HA的填充作用完全消失。
- HA填充泪沟引起的下睑水肿，早期（在首次出现水肿的几周内）应用透明质酸酶治疗可更为有效。

透明质酸酶在美容方面的应用未经美国食品药品监督管理局批准，是超说明书使用。一般情况下，10～30单位新鲜透明质酸酶足以达到矫正的目的。高达25%的患者可能会有局部反应，但通常是短暂而轻微的。建议初始治疗使用5～10单位的透明质酸酶，其通常是有效的，而一些临床医师在治疗中使用多达75单位的透明质酸酶也极少有不良反应。可以联合使用其他辅助矫正的方法，一般完全恢复需要4周的时间。一些制剂是牛源性的，使用前应进行皮试。

透明质酸酶制剂是澄清的浓缩液体，储存于冷藏小瓶中（表4-2）。透明质酸酶配制时，医师通常会添加生理盐水或利多卡因（加或不加肾上腺素）。使用Amphadase（Amphastar）时，通常用1%利多卡因中加1∶100 000肾上腺素配制成3mL。混合后，将小瓶轻轻旋转。在治疗之前，可以将3～5单位（0.06～0.1mL）的复配溶液在肘窝处进行皮试。5min内出现风团，持续20～30min，并伴有局部瘙痒，可视为超敏反应阳性。

病例报告：缺血

一名患者在鼻基底和鼻尖注射皮肤填充剂后来到作者所在诊室求诊。注射后4h，患者在注射部位发现"发白区域"，并在填充区域感到"轻微疼痛"（图4-3）。同时她还抱怨鼻子下方麻木。

表4-2 市售的透明质酸酶产品

商品名	来源	产品详情	剂量
Amphadase (Amphastar)	牛源性	以150U/mL储存于2mL样品瓶中。含乙二胺四乙酸二钠、氯化钙、碱性钠盐缓冲液和硫柳汞	**血管/组织损害**：30～75单位透明质酸酶生理盐水配制[a]
Hydase (PrimaPharm)	牛源性	以150U/mL储存于2mL样品瓶中。含乙二胺四乙酸二钠、氯化钙、氯化钠和碱性钠盐缓冲液	**非炎性结节或过度矫正**：5～15单位的透明质酸酶生理盐水配制[b]；在眼睑区域注射1.5～3单位[c]
Hylenex (Halozyme)	人重组来源（显著降低超敏反应的风险）	以150U/mL储存于2mL样品瓶中。含人白蛋白、乙二胺四乙酸二钠和聚山梨醇酯	**炎性或痛性结节**：5～15单位的透明质酸酶生理盐水配制
Vitrase (Bausch and Lomb)	羊源性	以200U/mL储存于2mL样品瓶中。含乳糖、磷酸氢二钾盐缓冲液和磷酸二氢钾缓冲液	

[a]：抽取150IU/mL透明质酸酶的0.5mL（共75单位），加入生理盐水至1mL。注射0.06～0.2mL（相当于5～15单位）

[b]：抽取150IU/mL透明质酸酶，加入生理盐水至1mL。注射0.2～0.5mL（相当于30～75单位）

[c]：抽取0.1mL150IU/mL透明质酸酶（共15单位），加入生理盐水至1mL。注射0.1～0.2mL（相当于1.5～3单位）

（数据源自参考文献13）

体征和症状

颜色改变

注射后可能出现皮肤发红，这是有创操作后产生的正常现象。该现象可持续12h，3天内趋于消失。但是，在缺血的情况下，皮肤的颜色不完全是红色，而是蓝红色（图4-3）。起初，颜色改变不均匀，断断续续，与细小血管的分布相似。与面部其他部位相比较，这些区域皮温降低且存在触痛。

注射部位疼痛

注射部位疼痛可能是由锐针、钝针或者填充剂本身造成的组织创伤所致。这种疼痛是注射后的正常现象。但是，如果在注射后3天内疼痛增强，则是不正常的。

持久的麻木

如果在注射之前进行麻醉，或填充剂的成分中含有麻醉剂，患者将立即感到该区域麻木。麻木感会随着时间的推移而消退，最终完全消失。但是，如果在注射后感觉麻木并且持续时间长，则是缺血的迹象。当过量的填充剂压迫血管或神经时，可能会发生皮肤坏死。

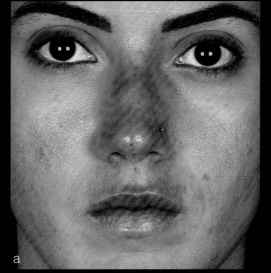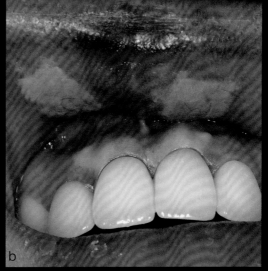

图4-3　注射后局部缺血的病例报告。（a）注射后12h的患者正面观。注意鼻子和上唇皮肤呈蓝红色。（b）口内观显示在鼻基底注射填充剂对上唇和前上牙龈的血供影响　　　　→

诊断

结合蓝红色、进行性疼痛、麻木和组织皮温降低等，基本可以诊断为皮肤坏死。

并非所有的皮肤坏死患者都表现出上述症状和体征。因此，至关重要的是获取有关使用产品、注射层次、注射使用的设备、数据等所有信息并正确记录下来。

治疗

大多数临床医师只是等待缺血情况的自发消退，但这是危险的做法。一旦做出诊断，即使组织仍显示部分完好也应立即对患者进行治疗。若治疗滞后，组织将会变脆并且在诸如按摩的过程中很容易受损。

1. 过敏测试

在注射透明质酸酶以消除不需要或有问题的HA之前，必须在前臂内侧进行过敏测试（图4-3c、d）。皮试操作如下：

（1）局部涂抹表面麻醉剂。

（2）麻醉有效后，使用洗必泰对皮肤进行消毒。

（3）立即在表皮下注射1单位稀释的透明质酸酶（按照制造商的说明进行）。

（4）标记注射部位。请勿使用红笔，因为它在接触汗水或湿气时会晕开，从而导致假阳性结果。

（5）等待20min后查看结果。

如果测试结果为阴性，则说明患者可以进行透明质酸酶注射。

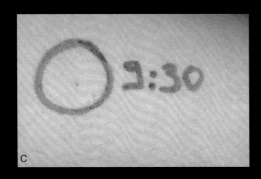

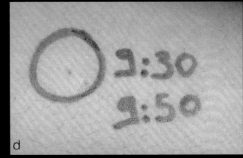

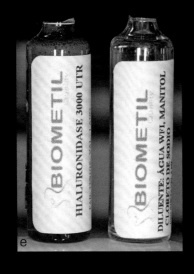

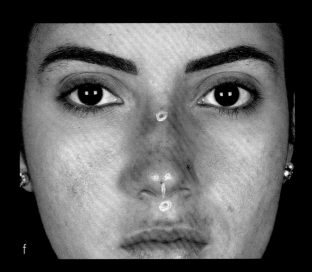

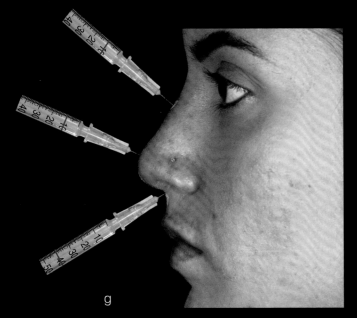

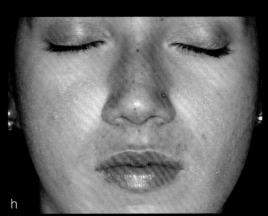

图4-3（续）　（c）过敏测试显示在患者前臂内侧注射透明质酸酶后即刻（0.01mL）。（d）20min
后的结果，表明过敏反应（淤斑、丘疹、红斑和瘙痒）阴性。（e）透明质酸酶和稀释剂的样本。
（f）透明质酸酶应与HA注射在相同的部位和深度。（g）填充剂注射的位置使用100U注射器注射透明
质酸酶，但是注射用量要保留为先前HA注射量的一半。（h）注射后即刻注意皮肤上没有因注射而显
示出容量变大，否则可能会导致血管受压

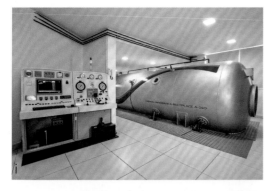
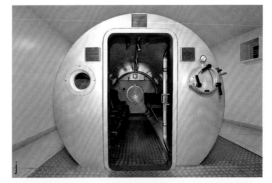
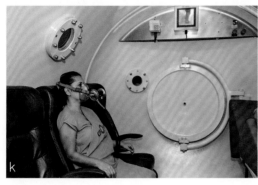
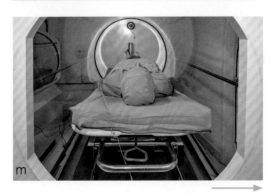

图4-3（续） （i~k）多人高压氧舱，演示了患者进行高压氧治疗的情况。（l、m）单人高压氧仓，演示了患者进行高压氧治疗的正确体位。带螺旋电缆的蓝色手环可抵消患者身上的势能

2. 透明质酸酶注射

注射前必须给予麻醉药（参见第六章）。然后按照产品包装中制造商的说明进行稀释（图4-3e）。注射透明质酸酶时应使用与注射填充剂（钝针或锐针）相同的器械。注射用量要保留为先前填充量的一半（图4-3f~h）。

不要按摩该区域，以免填充剂迁移到其他区域。如果在注射透明质酸酶之前按摩该区域，则填充剂会扩散到各处，酶解作用将变得困难。因此，只有在透明质酸酶作用完全后才能对患处进行按摩。

3. 按摩

按摩应推迟至透明质酸酶开始发挥作用后（即至少在注射后6h）。由于按摩非常有力，因此需进行麻醉。使用不含血管收缩剂的麻醉药以避免血管收缩。按摩力度应足够大，以避免需再次按摩该区域，因为这会损害缺血引起的脆弱组织。按摩该区域可减少填充剂的容量，以减轻血管受压。

4. 高压氧舱

高压氧舱可用于增加缺血组织的氧供。患者一旦诊断为缺血，就应开始进行高压氧

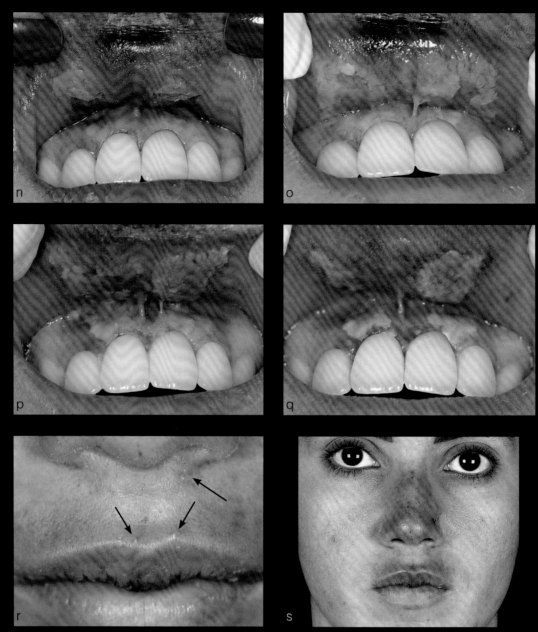

图4-3（续） （n）初次填充后1天，按摩后即刻。请注意，由于按摩引起的机械损伤，白斑消失。（o）填充后2天，白斑又出现了。（p）填充后3天。白斑仍位于同一区域，但已有改善表现。（q）填充后4天。注意白斑范围和厚度均缩小。（r）填充后4天。显示机会性细菌感染的3个区域（箭头）。（s）填充后4天。鼻子皮肤的颜色从蓝红色转变为红色

治疗，并持续治疗至症状和体征消失。

高压氧舱是由钢或丙烯酸制成的密封的耐压室，通常为圆柱状。可以用压缩空气或纯氧气加压。空间可以很大，能同时容纳多名患者（多人高压氧舱；图4-3i～k），也可以比较小，只容纳一名患者（单人高压氧舱；图4-3l、m）。氧气通过面罩和塑料头盔提供。在单人高压氧舱内治疗时也可以直接呼吸氧气。

高压氧治疗为在至少2.5倍大气压下呼吸100%氧气。这些条件只能在高压氧舱内达到，根据情况的严重程度以及患者对治疗的反应情况，患者可能要进行10～40次治疗。患者在高压氧舱内应保持休息并正常呼吸，以使大量的氧气溶解在血液中并到达含氧量较少的区域。

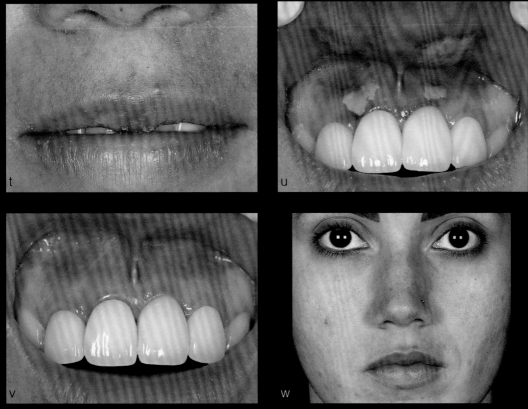

图4-3 （续）（t）填充后5天。即使没有使用抗生素，包含机会性细菌感染的3个区域的范围也会减小。（u）注射后5天。坏死面积缩小了。（v）填充后14天。组织表现为健康的外观。（w）填充后14天。表皮表现正常

5. 随访

每天检查患者1次直到组织恢复正常为止（图4-3n~q）。症状和体征消失表明组织愈合。在每日查房时应记录所有的临床表现和患者主诉。根据临床表现执行任何可行的干预措施。

填充后的第4天可以基本评估坏死程度。填充剂注入区域的皮肤可能会变黑。如果观察到该症状，则意味着该区域尚未重新建立血液供应。一旦出现这种黑痂，就无法去除它，因为它将刺激组织增生。如果将痂去掉，可能会导致凹陷性瘢痕。在这个病例中因为患者没有出现变黑的区域，所以可以认为坏死区域已经重新建立了血液供应。

第4天，在皮肤表面有机会性细菌感染（图4-3r、s）。机会性细菌的过度生长表明没有足够的血供到达组织以抵抗渗透到干燥皮肤中的细菌，这是与坏死有关的另一方面。如果皮肤表面有黑痂，遵循说明书使用抗生素乳膏防止微生物侵害，这一点很重要。在更严重的情况下，如果皮肤表面有范围较广的黑色区域且存在许多机会性感染，除了局部使用抗生素乳膏外，建议口服抗生素或在患者不愿意口服治疗的情况下注射抗生素。在这个案例中，由于坏死面积逐渐缩小，并且感染区域很少，因此没有使用抗生素。如果在第5天观察到感染病灶数量减少，则可以认为是血供逐渐恢复的信号（图4-3t~z）。

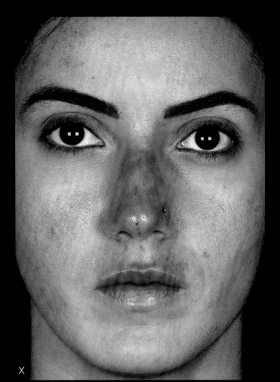
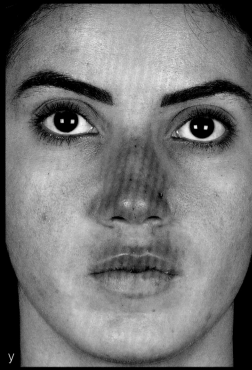

x

y

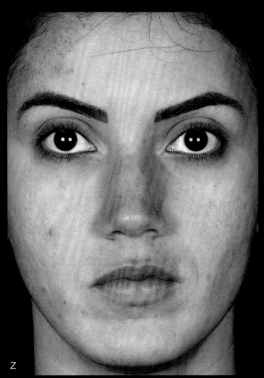

z

图4-3（续）　（x~z）病例进展：分别为填充
后12h、4天和14天

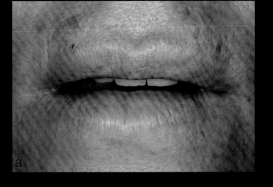

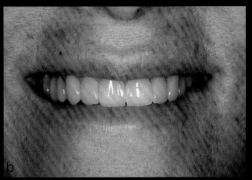

图4-4 填充后2个月。（a）上唇和下唇唇红部的结节。（b）微笑时，结节变得更加明显 ——————▶

病例报告：结节

一名患者自愿参加了有关使用HA填充的项目。用Varioderm（Adoderm）填充唇红。

最初，患者对填充效果满意，但是2个月后，患者自觉上唇和下唇唇红部出现小结节（图4-4a、b）。由于结节是在填充后2个月形成的，而且大小稳定，因此可排除感染的可能。另一个假说认为，这与HA生物相容性欠佳有关。并非所有的HA制剂都具有理想的生物相容性，因为它的配方中包含其他物质，而这些物质可能导致将HA与组织隔离的囊性包膜的形成。这些成分不会随时间的推移而被吸收。这些结节的理想治疗方法很简单：

（1）保持一定的压力用手指压迫结节（图4-4c）。

（2）用18G针头在结节上穿刺几个点（图4-4d）。

（3）挤压结节，以尽可能去除其内容物（图4-4e～g）。

在上述情况下，不使用透明质酸酶，因为它对低纯度HA的产品没有作用。

所有结节通过穿刺孔去除。临床医师应注意该类产品会形成不被透明质酸酶溶解且不会随时间推移而消失的结节。它们被封装起来。如果这些结节在唇红下，则较容易将其去除，但是当它们位于面部皮肤下时，情况就并非如此了。因此，不应使用Varioderm。

如果对诊断有疑义，可以将收集的材料送至培养基中进行实验室分析和细胞学检查（图4-4h～j）。实验室样本检查，无感染迹象，表明结节不是由注射时接种细菌引起。

图4-5显示了另一名患者唇部填充Varioderm的情况。根据患者的主诉，在注射后3个月出现结节，3年后这些结节的数量、容量和位置均保持稳定（图4-5a、b）。整形外科

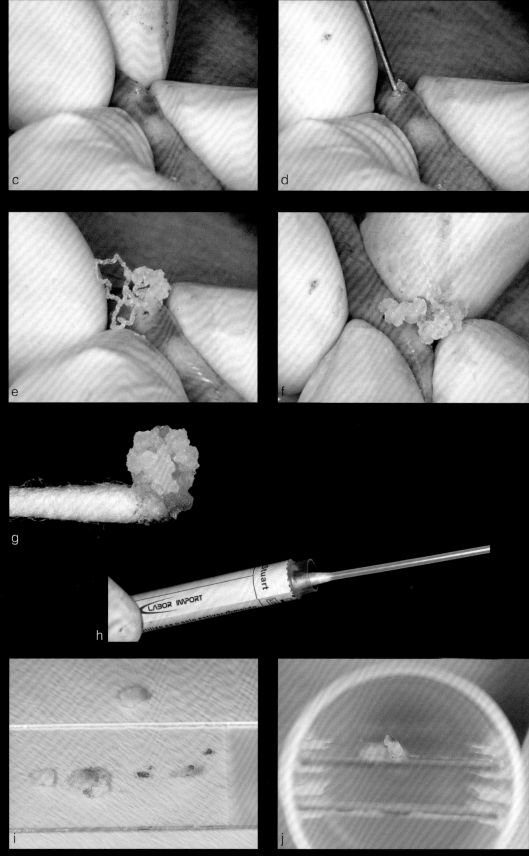

图4-4（续） （c）照片显示了注射Varioderm后产生的两个结节。以持续的压力挤压结节，以将其内容物推到表面。（d）使用18G针穿刺结节，因为它可能有其他的包膜。（e）穿刺后将Varioderm从结节内部取出。（f）注意颜色（从透明到淡黄色）和稠度（从凝胶到糊状）的变化。（g）照片显示用棉签采集的样品。（h）将样品接种在Stuart培养基中以进一步培养。（i）将结节中取出的内容物放置到载玻片上进行显微镜测试。（j）载玻片用无菌瓶运送到实验室

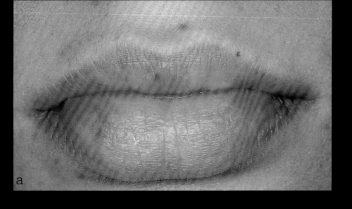

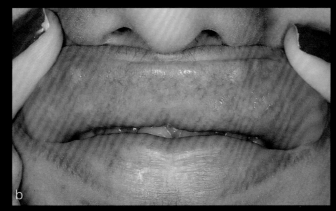

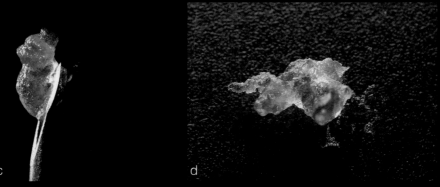

图4-5 （a）静态下的唇部状态。（b）上唇抬起时显示有结节。（c）通过挤压、穿刺和再挤压将结节去除。（d）Varioderm结节去除3年后

医师在结节内注射了透明质酸酶，但Varioderm没有反应。如果该产品是高质量的HA，它会在1年内被人体吸收。这些结节需要通过挤压、穿刺来除去其内容物（图4-5c、d）。

病例报告：注射过量扩散

另一名临床医师对一名患者进行了HA注射治疗。注射后30天，仍可观察到注射过量症状，这使患者觉得不美观。在这种情况下，治疗上选择注射透明质酸酶。注射用量是填充剂注射量的一半，而注射深度与之前注射的深度相同（图4-6）。

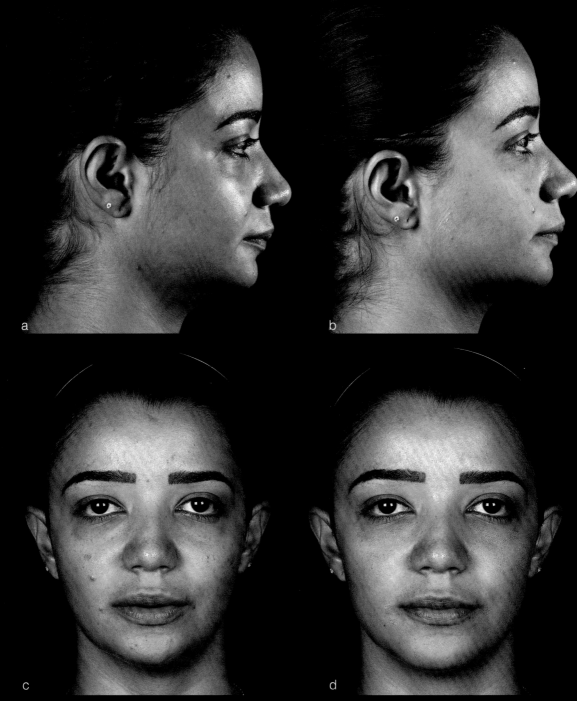

图4-6　（a）HA注射后30天，泪沟填充量过多。（b）透明质酸酶注射7天后，多余HA消除了。（c、d）分别为患者透明质酸酶注射前和注射后7天的正面照片

参考文献

[1] Johl SS, Burgett RA. Dermal filler agents: A practical review. Curr Opin Ophthalmol 2006;17:471–479.

[2] Eppley BL, Dadvand B. Injectable soft-tissue fillers: Clinical overview. Plast Reconstr Surg 2006;118:98e–106e.

[3] Urdiales-Gálvez lvez F, Delgado NE, Figueiredo V, et al. Preventing the complications associated with the use of dermal fillers in facial aesthetic procedures: An expert group consensus report. Aesthetic Plast Surg 2017;41:667–677.

[4] Signorini M, Liew S, Sundaram H, et al. Global aesthetics consensus: Avoidance and management of complications from hyaluronic acid fillers—Evidence- and opinion-based review and consensus recommendations. Plast Reconstr Surg 2016;137:961e.

[5] Lazzeri D, Agostini T, Figus M, Nardi M, Pantaloni M, Lazzeri S. Blindness following cosmetic injections of the face. Plast Reconstr Surg 2012;129:995–1012.

[6] Glaich AS, Cohen JL, Goldberg LH. Injection necrosis of the glabella: Protocol for prevention and treatment after use of dermal fillers. Dermatol Surg 2006;32:276–281.

[7] Bailey SH, Cohen JL, Kenkel JM. Etiology, prevention, and treatment of dermal filler complications. Aesthet Surg J 2011;31:110–121.

[8] Sclafani AP, Fagien S. Treatment of injectable soft tissue filler complications. Dermatol Surg 2009;35(suppl 2): 1672–1680.

[9] De Boulle K, Glogau R, Kono T, et al. A review of the metabolism of 1,4-butanediol diglycidyl ether–crosslinked hyaluronic acid dermal fillers. Dermatol Surg 2013;39:1758–1766.

[10] DeLorenzi C. Complications of injectable fillers, part 2: Vascular complications. Aesthet Surg J 2014;34:584–600.

[11] Kim DW, Yoon ES, Ji YH, et al. Vascular complications of hyaluronic acid fillers and the role of hyaluronidase in management. J Plast Reconstr Aesthet Surg 2011;64:1590–1595.

[12] Kang MS, Park ES, Shin HS, et al. Skin necrosis of the nasal ala after injection of dermal fillers. Dermatol Surg 2011;37:375–380.

[13] Cohen BE, Bashey S, Wysong A. The use of hyaluronidase in cosmetic dermatology: A review of the literature. J Clin Investig Dermatol 2015;3(2):7.

[14] Schanz S, Schippert W, Ulmer A, Rassner G, Fierlbeck G. Arterial embolization caused by injection of hyaluronic acid (Restylane). Br J Dermatol 2002;146:928–929.

[15] Park SW, Woo SJ, Park KH, et al. Iatrogenic retinal artery occlusion caused by cosmetic facial filler injections. Am J Ophthalmol 2012;154:653–662.e1.

[16] Peter S, Mennel S. Retinal branch artery occlusion following injection of hyaluronic acid (Restylane). Clin Exp Ophthalmol 2006;34:363–364.

[17] Hirsch RJ, Cohen JL, Carruthers JD. Successful management of an unusual presentation of impending necrosis following a hyaluronic acid injection embolus and a proposed algorithm for management with hyaluronidase. Dermatol Surg 2007;33:357–360.

[18] Kang MS, Park ES, Shin HS, et al. Skin necrosis of the nasal ala after injection of dermal fillers. Dermatol Surg 2011;37:375–380.

[19] Castro CM, Grilli H, Grois J. Intra-arterial hyaluronidase in the treatment of certain forms of lower limb ulcerations. Angiology 1963;14:277–284.

[20] Narins RS, Coleman WP 3rd, Glogau RG. Recommendations and treatment options for nodules and other filler complications. Dermatol Surg 2009;35(suppl 2):1667–1671.

[21] Requena L, Requena C, Christensen L, et al. Adverse reactions to injectable soft tissue fillers. J Am Acad Dermatol 2011;64:1–34.

[22] Ozturk CN, Li Y, Tung R, et al. Complications following injection of soft-tissue fillers. Aesthet Surg J 2013;33: 862–877.

[23] Pecharki D, Petersen FC, Scheie AA. Role of hyaluronidase in Streptococcus intermedius biofilm. Microbiology 2008;154(Pt 3):932–938.

[24] Dayan SH, Arkins JP, Brindise R. Soft tissue fillers and biofilms. Facial Plast Surg 2011;27:23–28.

[25] Rzany B, Becker-Wegerich P, Bachmann F, Erdmann R, Wollina U. Hyaluronidase in the correction of hyaluronic acid-based fillers: A review and a recommendation for use. J Cosmet Dermatol 2009;8:317–323.

[26] Hyaluronidase. http://www.drugs.com/cdi/hyaluronidase.htmL. Accessed 30 January 2019.

[27] Hyaluronidase enzyme. http://www.clinicalondon.co.uk/hyaluronidase-enzyme/. Accessed 30 January 2019.

[28] Hyaluronidase protocol. https://aestheticsjournal.com/feature/hyaluronidase-protocol. Accessed 30 January 2019.

[29] Csoka TB, Frost GI, Stern R. Hyaluronidases in tissue invasion. Invasion Metastasis 1997;17:297–311.

[30] Makris G, Wright JD, Ingham E, Holland KT. The hyaluronate lyase of Staphylococcus aureus—A virulence factor? Microbiology 2004;150.

[31] Wohlrab J, Finke R, Franke WG, Wohlrab A. Clinical trial for safety evaluation of hyaluronidase as diffusion enhancing adjuvant for infiltration analgesia of skin with lidocaine. Dermatol Surg 2012;38:91–96.

[32] Rzany B, Becker-Wegerich P, Bachmann F, Erdmann R, Wollina U. Hyaluronidase in the correction of hyaluronic acid-based fillers: A review and a recommendation for use. J Cosmet Dermatol 2009;8:317–323.

[33] Wohlrab J, Wohlrab D, Wohlrab L, Wohlrab C, Wohlrab A. Use of hyaluronidase for pharmacokinetic increase in bioavailability of intracutaneouslyapplied substances. Skin Pharmacol Physiol 2014;27:276–282.

[34] Buhren BA, Schrumpf H, Hoff N-P, Bölke, Hilton S, Gerber PA. Hyaluronidase: From clinical applications to molecular and cellular mechanisms. Eur J Med Res 2016;21:5.

[35] Lambros V. Models of facial aging and implications for treatment. Clin Plast Surg 2008;35:319–327.

[36] Lambros V. Observations on periorbital and midface aging. Plast Reconstr Surg 2007;120:1367–1376.

[37] Dermal Fillers. https://emedicine.medscape.com/article/1125066-overview. Accessed 30 January 2019.

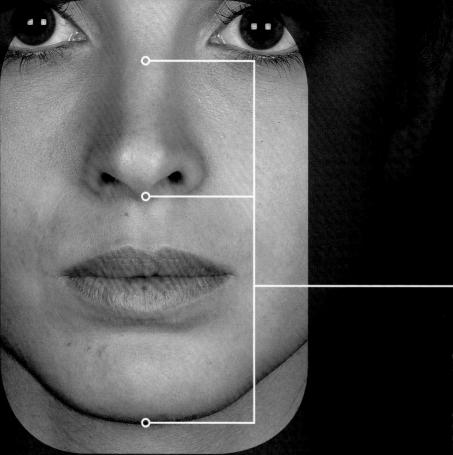

第五章

基于皮肤填充注射的面部分析

在进行任何填充操作之前，医师必须对患者做一个详尽的面部分析。图5-1~图5-4阐述了医师从咨询到诊断的流程。

医师需要知道面部解剖结构的平均尺寸，从而把面部结构的显著程度区分为显著、中度和轻度。总体来说，一个突出的面部结构需要其他面部结构都比较突出，才能之后相匹配，否则只有单个结构的突出，会与周围结构产生不协调的感觉。此外，医师要能认识到这些结构尺寸之间的正确比例，这是面部美学的重要基础。它能帮助我们做出诊断，并做出正确的治疗以达到整体的和谐。这些参数皆在首次咨询时收集（图5-2）。

咨询

咨询开始于医师和患者之间坐下对话，两者需保持社交距离。首先，医师需要取得患者的同意，能够安静地检查患者的面部，从而避免因患者的意见而影响评估。医师应当记录所有可以通过皮肤填充剂改善的部位，特别是面部最不和谐的地方。这通常是其他人在社交中最容易注意到的地方（也很可能是患者的主诉），因此最为重要。将其他部分依据相关性依次记录下来。

在咨询的第二部分，医师应当仔细聆听患者的诉求。谈话中，医师可以询问以下问题：在美学方面，哪一部分最令您感到烦恼？您因外貌而受到过批评吗？您是否对某个特定角度的拍照不满意？您通常使用化妆品遮盖或改善面部的哪些部分？

咨询的第三部分包括面部测量（图5-3a）。面部测量可以使用卡尺（通常在五金店可以买到）。医师应记录以下测量值：瞳孔间距、内眦间距、面宽、下颌角间宽、下颌角角度、鼻宽和口宽、鼻长度、上唇和下唇长度。扫描右侧的二维码可以获得面部测量表。

QD5.1

在咨询的最后，医师应当拍摄患者7个角度的照片以进行面部分析，包括面部俯视位照片和闭口、微张口、微笑时的面部正位及侧位照片。扫描右侧的二维码可以获得拍照说明。所有照片拍摄完毕后，患者可以离院，医师继续评估案例并准备一个展示资料（图5-3b）。医助需要将所有照片制作成PPT或者Keynote以便进行分析。医师需要分析评估面部解剖的位置、尺寸、比例、角度。必要时，可以使用数字尺画线。这些分析将影响后续治疗计划并将成为向患者展示的一部分。

QD5.2

美学诊断和治疗展示

我们建议使用大屏幕［至少40英寸（in），1in=2.54cm］用于展示。小于40英寸的屏幕会让照片变小，导致患者难以观察面部解剖，且细节不够明显，因此不推荐。理想的形式是医师站立，患者坐着倾听（图5-4）。为了患者方便，可以将显示屏放置在患者下颌线的水平，从而使患者在观看展示时不至于抬头或者低头。

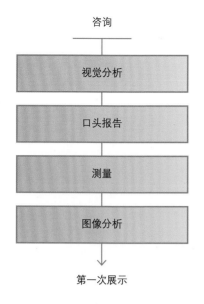

咨询

视觉分析

口头报告

测量

图像分析

第一次展示

图5-1　从咨询到第一次展示的流程图

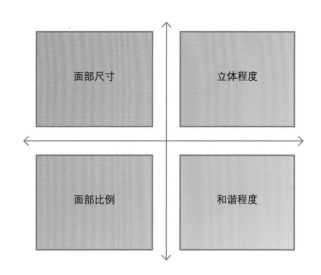

面部尺寸	立体程度
面部比例	和谐程度

图5-2　通过面部尺寸、面部比例、立体程度、和谐程度将面部结构进行分类

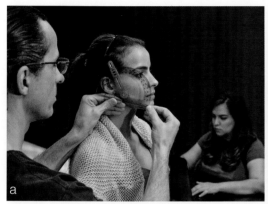

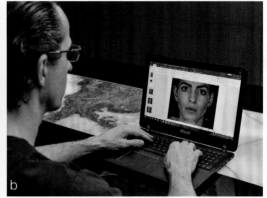

图5-3　咨询时的重要步骤：（a）在完成一次全面的视诊并记录口头交流时患者的反应后，全方位测量患者的面部。（b）咨询结束时拍摄患者面部的照片。在患者离开后医师评估照片

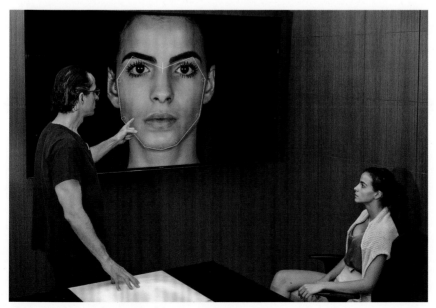

图5-4　展示一个可行的治疗方案

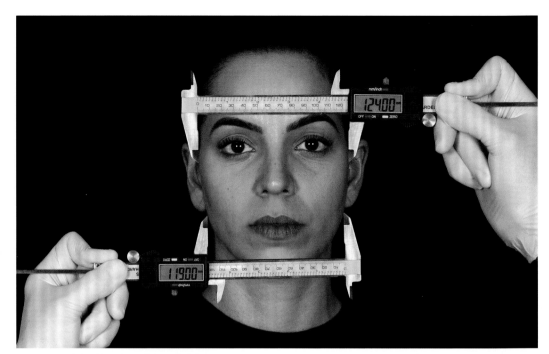

图5-5　示例：使用卡尺进行面部测量

一次治疗计划展示应至少持续30min。在这期间，医师应当总结首次咨询时的结果，包括以下几点：

（1）告知患者治疗最重要的点。

（2）向患者解释改善其主诉需要做的方面。

（3）向患者展示测量表，在告知其缺陷之前先告知优点。

（4）向患者展示其照片，应包含标记和观察结果。

在展示时，治疗计划应依据患者的愿望和知情同意调整。最后，治疗计划应形成书面材料并签字。

面部测量

个体的面部是他/她身份的一部分，由于其独特性而使每个人都与他人有别。这些区别源自脸型、肤色、结构位置、性别及面部测量的多样性。对于有志于从事美容方向的医师来说，我们应该知道面部测量的平均值并了解这些值并非是绝对的，它们因面部和种族不同而不同，因此学习面部比例很有价值。总体来说，一张和谐的面部意味着该面部成比例而非拥有绝对准确值。例如，在一张鼻部长且立体、下颌在水平方向不清晰的脸上，这样的鼻子在该面部会显得更为突出。一个专业的医师应当能够在水平方向上填充下颌，减少其鼻部的相对突出度，以达到患者面部的和谐。

为了确定在某一部位是否需要使用填充剂及填充剂的使用剂量，医师必须了解面部解剖部位在垂直位、水平位、正视位和侧视位的角度展示及比例。面部测量可以使用卡尺或电脑软件（图5-5）。了解测量的具体位置也同样重要。因此，我们需要了解头部测量点。

表5-1　面部填充时重要的头部测量点

头部测量点	缩写	描述
面中部点		
发迹中点（Trichion）	Tr	发际线中点
眉间上点（Ophryon）	Oph	额部横径中点，额部最低点
眉间点（Glabella）	G'	中额结节中点，额骨最突点
鼻根点（Nasion）	N	位于鼻额线上，鼻根部最低点
鼻尖点（Apex nasi）	AN	鼻软组织部分最突点
鼻下点（Subnasale）	Sn	鼻中隔与上唇交界点
B点	B'	颏下颌沟最低点
口裂点（Stomion）	St	上唇最低点
颏前点（Gnathion）	Gn'	下颌最前点
颏突（Mental eminence）	ME	下颌被覆组织最前曲线（头部测量）
颏下点（Menton）	Me'	正视位或侧视位上的下颌最低点
侧面部点		
额颞点（Frontotemporal）	Ft	眉尾部的颞脊，位于颞线最前方额骨上
颧点（Zygion）	Zy	颧弓最外侧
下颌角点（Gonion）	Go	为前后方向下颌最后、最低点，下颌下缘与后缘切线交点
颏外侧点（Mental lateral）	Mel'	侧颏与颏部交点

头部测量点

纵然颅测量点（骨性点）非常重要，但对于皮肤填充治疗的面部分析来说，头部测量点（面部）应是首要的。头部测量点能够帮助我们建立个人面部特征，且是填充剂注射面部分析最重要的部分。对于皮肤填充剂分析最为重要的头部测量点见表5-1与图5-6。在头部测量点注射填充剂能够增加该点的显著性，同时创造点与点之间的最佳比例。

面部测量点

V形面部测量仪是一种由水平的铝制底座和固定的金属尺组成的设备，用于测量面部下1/3（下面部）的宽度（比如：下颌角间距）。有两个垂直杆，还附有金属条。这些滑块通过两个枢轴螺栓固定在铝制底座上。底部有一个仪器显示程度。水平基准必须平行且保持水平平衡。患者面部的角度由切线的相交点决定，这些切线与颧骨间距和下颌角间距的面部最外侧点相切（图5-7）。

V形面部测量仪的主要功能如下：

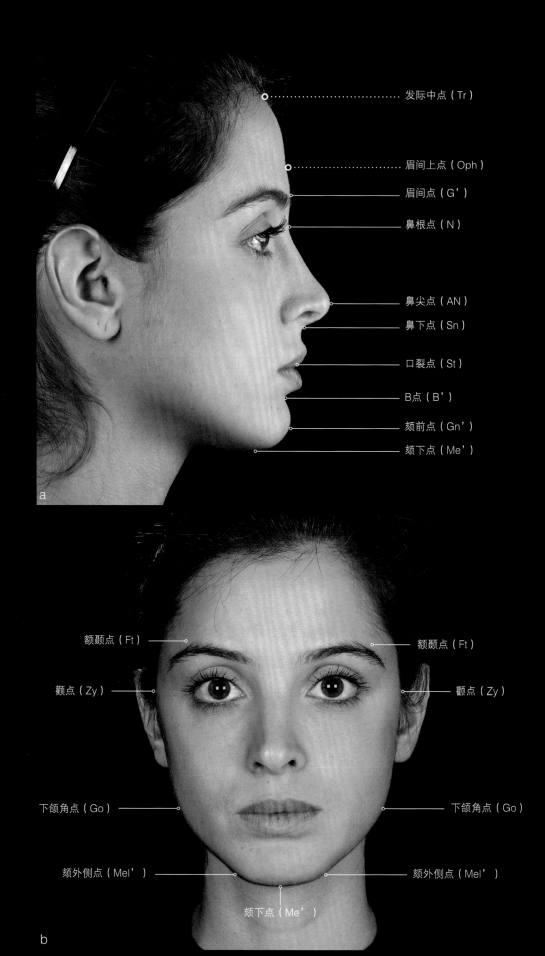

发际中点（Tr）

眉间上点（Oph）

眉间点（G'）

鼻根点（N）

鼻尖点（AN）

鼻下点（Sn）

口裂点（St）

B点（B'）

颏前点（Gn'）

颏下点（Me'）

a

额颞点（Ft）　　　　　　　　　　　　　　额颞点（Ft）

颧点（Zy）　　　　　　　　　　　　　　　颧点（Zy）

下颌角点（Go）　　　　　　　　　　　　　下颌角点（Go）

颏外侧点（Mel'）　　　　　　　　　　　　颏外侧点（Mel'）

颏下点（Me'）

b

图5-6 （a）头部测量点侧视位，可被填充的点（实线），不可被填充但可用作标记的点（虚线）。
（b）正视位，可被填充的头部测量点，用于塑造更好的面部特征，打造点与点之间的和谐

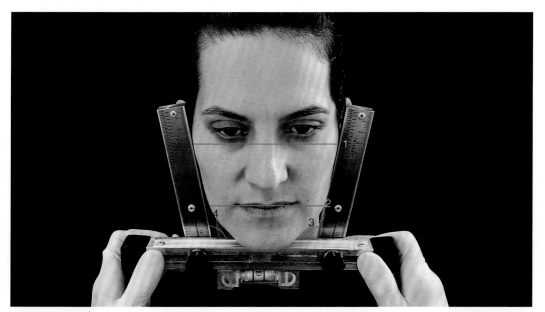

图5-7　使用V形面部测量仪测量以下内容：1. 颧骨间距；2. 下颌角间距；3. 颧点和下颌角点连线与左侧面部水平线间的夹角；4. 颧点和下颌角点连线与右侧面部水平线间的夹角

1. 测量下颌角间距

使用位于底座的金属尺测量该距离。

目的： 研究和诊断咬肌肥大，并将脸型分为方型、锥型、鹅卵石型。

2. 测量颧骨间距

在垂直杆的两侧标记它们接触到的颧骨高度。为此步骤做标记。然后，在两个标记间水平放置一把普通直尺，并用直尺进行测量以确定面宽。

目的： 研究和诊断咬肌肥大与双侧不对称性，并确定在颧弓和颧骨处使用填充剂的必要性。

3. 测量颧点和下颌角点连线与左侧面部水平线间的夹角

将量角器放在水平的铝制底座中，并测量与竖杆所成的角度。

目的： 研究和诊断咬肌肥大，并确定在颧弓和颧骨处使用填充剂的必要性。

4. 在正视位上检查双侧面部不对称性

比较右侧与左侧的颧点和下颌角点连线及侧面部水平线间的夹角的角度。

目的： 通过比较两侧的测量值来检查角度之间是否存在显著差异，并确定可能的治疗方法，例如注射肉毒毒素、面部填充剂和埋置提升线，并检查因单侧咀嚼引起的双侧不对称性。

5. 检查下颌形状

旋转设备，直到垂直标尺处于水平位置，然后将设备水平放置，直到铝制底座尺的零刻度线接触患者的下颌。

目的：检查并确认咬肌肥大的诊断，并评估提升下颌外侧脂肪（颌下脂肪）的必要性，以及在下颌角和颌前区域使用填充剂的必要性。

6. 判断可能的面部调整步骤

检查测量结果，以诊断是否需要进行面部调整治疗，例如在咬肌处使用肉毒毒素或在颧部和下颌角处使用面部填充剂。

目的： 为面部协调化的治疗提供决定性的数学参数。

7. 诊断颧骨间距和下颌角间距之间的数值差异

使用测量值来验证上述两个间距之间的比例。

目的： 研究与诊断咬肌肥大，确定颧弓和颧骨处使用填充剂的必要性，并有助于诊断面部类型。

8. 测量颧部和下颌的垂直距离

用记号笔在垂直杆的两侧、杆接触到颧部及下颌的高度处进行标记。之后，在两个标记上垂直放置一个普通直尺，然后读取测量结果。

目的： 帮助对面部类型进行分类。

9. 创建数学参数以将面部分类为中型、圆型或长型

在文献中搜索可能有助于阐述这些参数的信息。同样，对3种面型的面部进行测量。

目的： 研究并对面部类型进行分类。

10. 评估是否需要牵引下颌骨的下外侧脂肪（颌下脂肪）

倾斜设备，直到垂直杆处于水平位置，将设备水平放置，直到铝制底座尺的零刻度线接触患者的下颌。尺子应接触下颌的最后部。要使面部协调，可以使用提拉线来牵引侧面部脂肪（颌下脂肪）。另外，可以在下颌角处注射填充剂，以使下颌骨的后部成为最宽的部分。

目的： 帮助确定使用提升线进行面部协调的必要性。

正面图

我们识别标志的方法之一是通过构成其解剖结构的点。每个几何图形都是由一组点组成的。直线是从在确定平面上位移的点形成的，没有曲线。线段定义为连接两个点的线段。这些点和直线越引人注目，则面部越清晰，面部越美观。圆而轮廓不清晰的面部相对不美观，更像孩子。而使用填充剂使这些点更加明显并显示出适当的比例，可以使面部更加清晰和美观。

将头部测量点汇总后会形成面部图，以帮助医师进行面部分析（图5-8）。在作者看来，将这些头部测量点用直线连接会形成一个心形的几何图。此图可以"放"在患者面部，以执行以下操作：

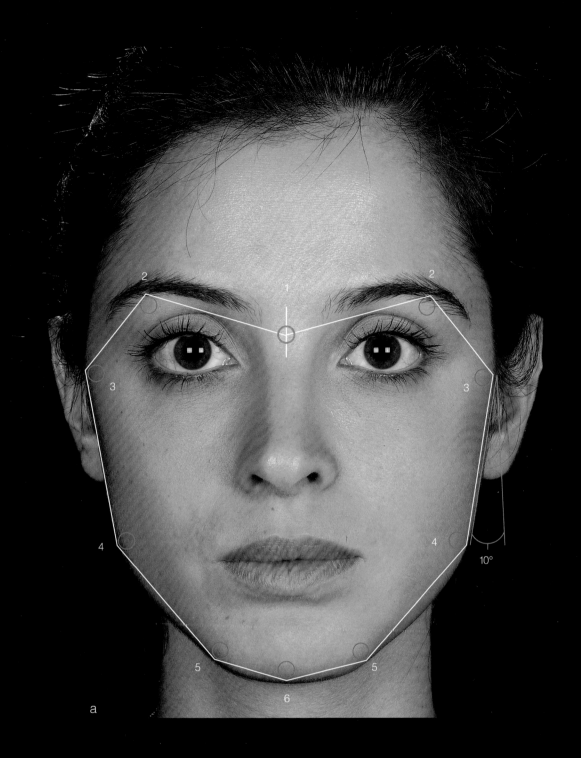

图5-8 （a）连接头部测量点创建面部图：1. 鼻根点；2. 眉弓点；3. 颧点；4. 下颌角点；5. 颏外侧点；6. 颏下点。这些点位于面部轮廓内以指示应该在哪里注射填充剂。本例患者下颌的不对称性不明显。在眉毛的水平方向上可见轻微不对称性，右侧低于左侧。面宽与颧点和下颌角点连线形成的角度为10°

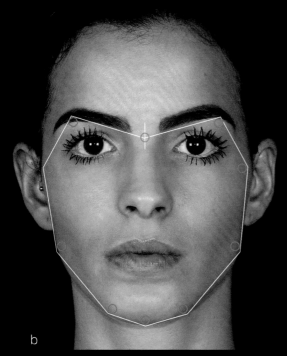

b

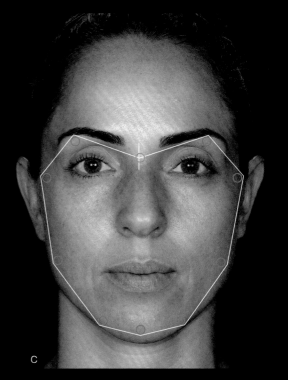

c

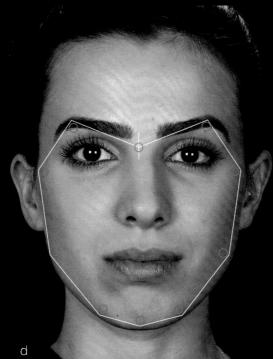

d

图5-8（续） （b）不同个体的面部图。在本例患者中，下颌角存在轻微的不对称，其中左侧下颌角更突出。请注意，尽管眉毛的高度略有不对称，但弓形是理想的。（c）不同个体的面部图。请注意，眉毛完全对称，脸很长，患者表现出咬肌肥大。（d）不同个体的面部图。因为脸很宽，眉毛更加呈拱形而使脸看起来更长

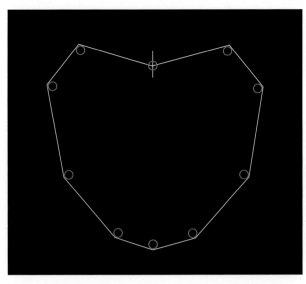

图5-9 该图可通过扫描二维码获得。绿色圆圈是可以注射填充剂的点，垂直线是中线。测量双眼内眦之间的距离，并将中线放置在测量中心

- 帮助操作者确定是否在特定区域注入填充剂。
- 定义要填充的点的位置。
- 评估各点之间的比例。
- 验证面部不对称性。
- 将面部分类为中型、圆型和长型。
- 寻找肥大的咬肌。

如何使用：

QD5.3

（1）通过扫描二维码获得图像（图5-9）。

（2）将图粘贴在要评估的患者的照片上。

（3）如果使用电脑，请在调整图形时按住Shift键。如果使用Mac，请使用"限制比例"的功能，这样可以保证图片比例。

　　面部的基本点可被填充，使它们变得更加明显，从而改善面部轮廓。这可能会影响点之间线的倾斜度（图5-10）。可以根据治疗目标进行一次或多次填充剂注射。注射后，皮肤将变得舒展，皱纹和沟壑被填平。

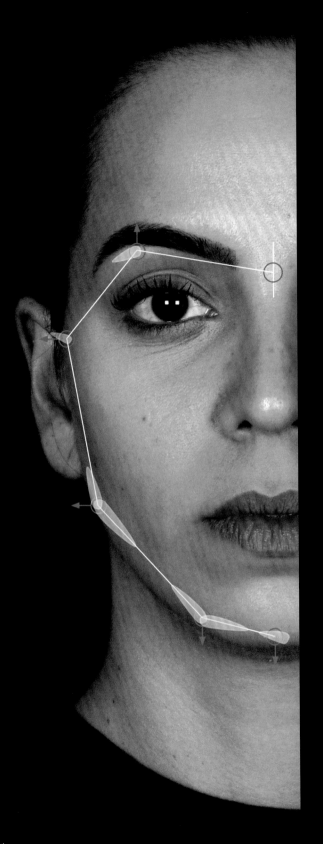

眉弓点

位置：顺眉毛走行，位于眉中外1/3处

在该处注射填充剂可能产生以下现象：

1. 改变脸型，使脸更长

2. 帮助在水平方向提升眉毛，并突出眉弓

3. 减轻眼球突出度

颧点

位置：位于颧弓外侧

在该处注射填充剂可能产生以下现象：

1. 使脸型趋于倒三角形

2. 加重颧骨和下颌角间的凹陷

3. 加重颞部凹陷

下颌角点

位置：位于下颌角

在该处注射填充剂可能产生以下现象：

1. 使脸型趋于方形

2. 加重颧骨和下颌角间的凹陷

3. 帮助改善下颌支轮廓

颏外侧点

位置：位于下颌体和颏部之间

在该处注射填充剂可能产生以下现象：

1. 使脸型趋于方形

2. 帮助下颌体变得清晰

颏下点

位置：位于中线上颏底部

在该处注射填充剂可能产生以下现象：

1. 使脸型变长

2. 帮助平衡下面部

图5-10　在头部测量点注入填充剂以改变脸型

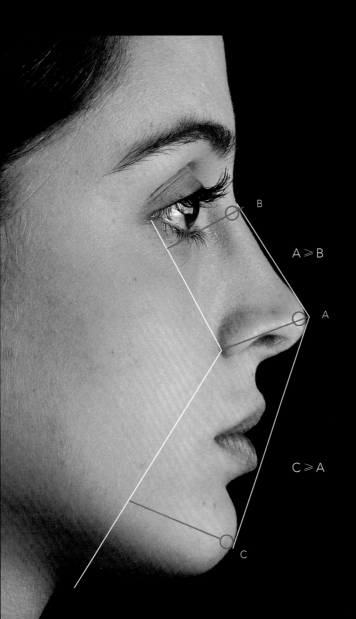

鼻根

位置：它位于眉间末端和鼻起始之间的鼻根点

在该处使用填充剂可能会产生以下现象：

1. 增加鼻梁的投影
2. 减低鼻尖突度
3. 调节眼球突度
4. 改善鹰钩鼻曲线

就是一个恰当的投影（请参见第七章）

鼻尖

位置：鼻尖处

在该处使用填充剂可能会产生以下现象：

1. 增加鼻尖突出度
2. 降低鼻梁和颏部立体度
3. 加强轮廓凸度
4. 改善鹰钩鼻曲线
5. 减少视觉鼻宽

这是一个危险的投影（请参见第七章）

颏前软组织点

位置：下颌的最前点

在该处使用填充剂可能会产生以下现象：

1. 减少轮廓凸度
2. 突出显示头/颈与下颌体
3. 降低鼻立体度

图5-11 可用于分析外侧和内侧轮廓的图示。在该图中，所有3个绿色线段的长度相同，因此可以比较2条白线之间的距离。值得注意的是，B线小于A线，C线大于A线，这被人们认为是理想的比例

面部轮廓比例图

通常，根据3个外部标志来评估轮廓：鼻根、鼻尖和颏前软组织点。分析应包括这些标志，但应补充由其他3个标志形成的"内部轮廓"的平衡：外眦、鼻翼起点和颏颈角。外部轮廓可以用填充剂调整。图5-11为可用于分析这些标志的图示。

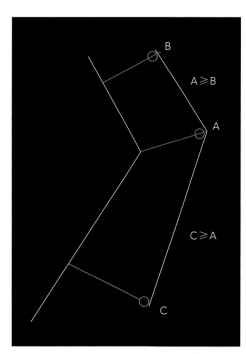

图5-12 该图可通过扫描二维码获得。有关说明请参见下文

如何使用：

（1）通过扫描二维码获得的图像（图5-12）。

（2）将图粘贴在要评估的患者的照片上。

QD5.4

（3）依据患者的图像调整图片，单击并拖动白线的角。根据这些线最终交点的位置，确定绿色圆圈的位置。

（4）对鼻尖线重复以上步骤。删除其他绿线。

（5）复制A线并将其粘贴在B线和C线位置，3条线的长度始终保持相同。

（6）读取结果：A线应该大于（理想）或等于B线。C线应该等于或大于（理想）A线。图5-13显示了各种结果的示例。

真垂直线

真垂直线常用于评估面部轮廓。真垂直线通过绘制一条穿过鼻下点的垂直线来创建。在此直线上，可以使用数字尺测量从面部点到该线的距离（图5-14）。通过在鼻下角注射填充剂可以稍微改变直线的位置。理想情况下，该线不应接触眉间。否则，面部看起来可能呈无聊的直线形状。

E线

做鼻尖和下颌的切线（E线），可用于评估填充剂的治疗计划（图5-15）。为了使测量结果可以接受，下唇应比该线短0~4mm，而上唇应比该线短2~6mm。理想的轮廓是到E线的距离在上述限制范围内尽可能的小。

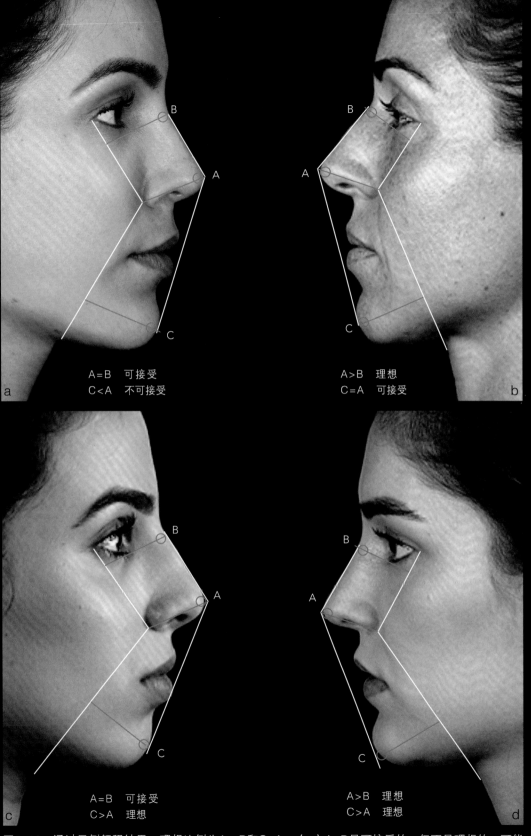

图5-13 通过示例解释结果。理想比例为A＞B和C＞A。（a）A=B是可接受的，但不是理想的。可能的解决方案是在鼻尖使用填充剂。另一方面，C＜A，这是不可接受的。在这种情况下，可能的解决方案是在下颌处使用填充剂。（b）A＞B，这是可接受的。C=A，这是可接受的，但是在下颌处注射少量填充剂会使C明显大于A。（c）A=B，这是可接受的。为了使其令人满意，可以在鼻尖注射填充剂。C＞A，这是理想的。（d）A＞B，这是理想的。C＞A，这也是理想的

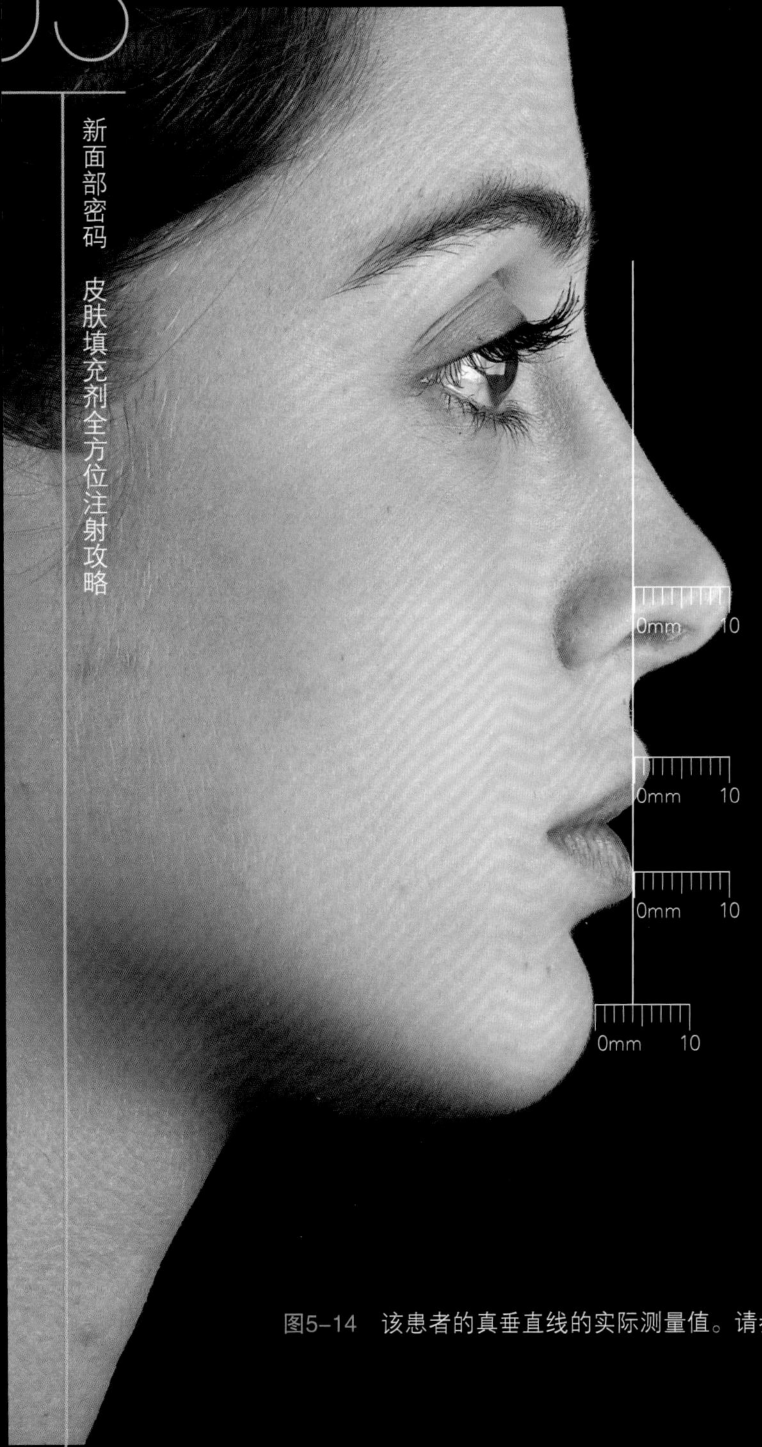

鼻子

距离： 应超过真垂直线8 ~ 10mm。填充剂可以注射到鼻尖和鼻尖上方，以便：

1. 水平突出鼻子
2. 增加鼻子轮廓凸度
3. 降低下颌突出感

上唇

距离： 应超过真垂直线2 ~ 5mm。可以注入填充剂使上唇外翻，以便：

1. 增加上唇饱满度
2. 改善皮肤/唇红清晰度
3. 抚平唇纹

下唇

距离： 应超过真垂直线0 ~ 3mm。可以注入填充剂使下唇外翻，以：

1. 增加唇部的饱满度
2. 改善皮肤/唇红的清晰度。
3. 抚平唇纹

颏前软组织

距离： 应短于真垂直线0 ~ 4mm。可以注入填充剂以改善下颌，以便：

1. 增加下颌兜度
2. 降低鼻子的优势
3. 改善头颈部和下颌体的轮廓
4. 改善唇部突出度

图5-14　该患者的真垂直线的实际测量值。请参见二维码获得Arnett等总结的平均距离

QD5.2

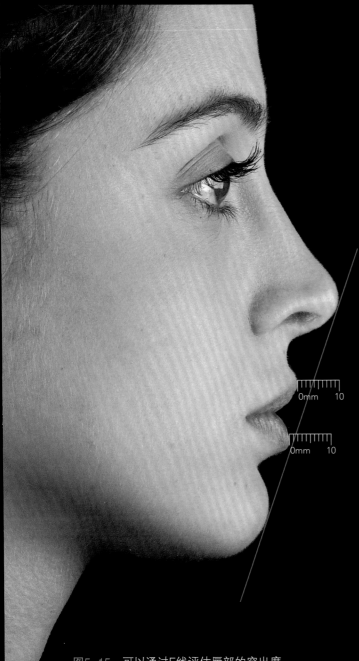

E线

根据Ricketts分析，E线或美学线从鼻尖一直延伸到颏前软组织

该测量结果表示嘴唇和面部轮廓之间的软组织平衡

它可以用作嘴唇功能异常的指标

根据嘴唇到该线的距离进行分析

在普通高加索人中，下唇比这条线短2mm，而上唇比这条线短4mm。不同种族背景的患者之间存在差异是正常的，但是仍有一些共同的方面可以应用于所有患者

图5-15　可以通过E线评估唇部的突出度

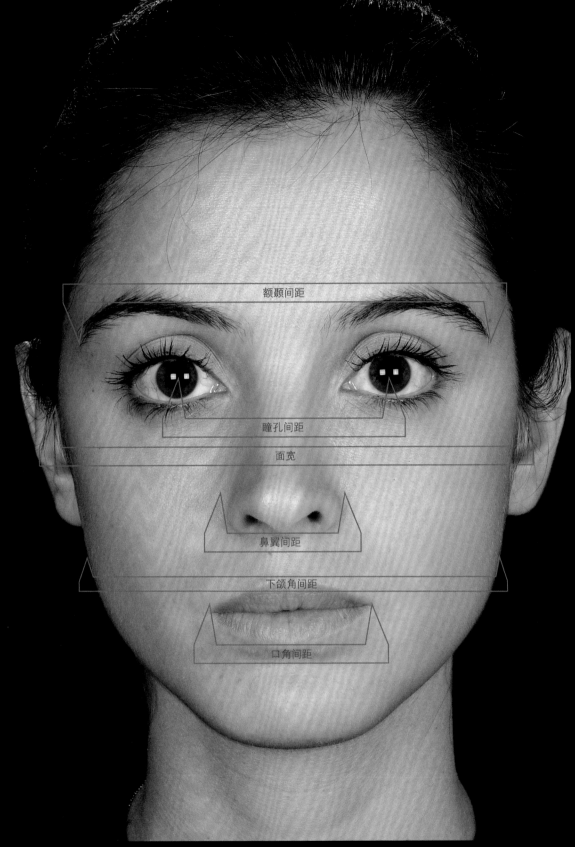

额颞间距

瞳孔间距

面宽

鼻翼间距

下颌角间距

口角间距

图5-16　测量面部水平分析时理想的卡尺位置

正位图中的平均水平距离

在计划注射填充剂时，若干水平维度的测量是很重要的（图5-16）。

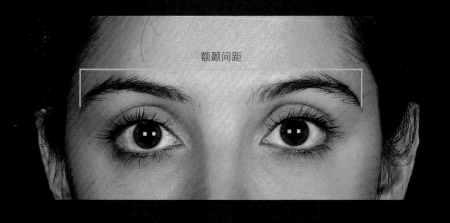

额颞间距

额颞间距（双颞宽）

在正位图中，从额颞点到下颌角的线形成侧面轮廓，绘制成了面部的外侧轮廓，这是额部上、中、下宽度之间成比例关系的结果。由面部最外侧点（额颞点，Ft）测量的双颞宽，是面宽的80%~85%。

测量的重要性

- 使观察者了解患者年龄：在老年患者中，由于眶骨变平，该距离会减小。
- 影响眼的主导性：距离越大，眼睛的主导性越弱。

适用实例

35岁左右的患者，在眶骨的外侧上部易出现骨流失。该区域的平坦将使面部看起来更为老化。另一方面，在该区域注射填充剂会使其恢复年轻化。

如何测量

在眉尾水平测量眶骨。

规则

额颞间距与面宽之间的理想差应约为16%。

在额颞区使用填充剂

- 正位：会使眉弓容量轻微增加。使该区域变亮。它还可以展平皮肤，从而适当改善眼睑下垂的情况。
- 侧位：增加眼睑与眉毛之间的距离。

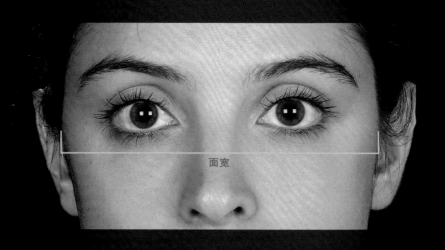

面宽

面宽

面宽是两个颧点（Zy）之间的距离。它应该是面部最宽的部分。女性的面宽为（119.2±4.9）mm，男性的面宽为（127.5±5.9）mm。

测量的重要性

- 帮助更清晰地理解面部。
- 显示个体没有超重。
- 清晰的颧部容量提示面部更为成人化。

适用实例

- 如果发生咬肌肥大，可以在咬肌处注射肉毒毒素。注射会减少下颌角间距。也可以通过在浅表脂肪层进行线性填充剂注射来增加面宽，以保证面宽大于下颌角间距。测量面宽在决定是否在颧部使用填充剂时是一个很好的方法。下颌角间距由通过测量覆盖两侧下颌角的最外侧点的软组织测得（软下颌角），通常为面宽的70%～75%。
- 在颧部使用填充剂可以改善过宽的瞳孔间距。
- 在颧部使用填充剂有助于减少面部过圆的感觉。

在颧部使用填充剂可以稍微抚平侧面部的皱纹。

如何测量

选择正位，测量颧骨水平面上最宽的点的距离。

规则

- 面宽－11%面宽＝下颌角间距：根据文献所示，下颌角间距是面宽的70%～75%。然而作者的研究显示出不同的结果。请查看面部比例章节获得更多的细节。
- 面高与面宽的比例为：女性1.31∶1，男性1.35∶1。即：面宽约为面高的70%。

在颧部使用填充剂

- 正位：相对于颞部和面颊区域形成了一个横向隆起。
- 侧位：有助于在颧骨和面颊区域之间造成凹陷，类似于双侧颊脂垫切除术后观察到的情况。
- 注射填充剂的区域变亮。

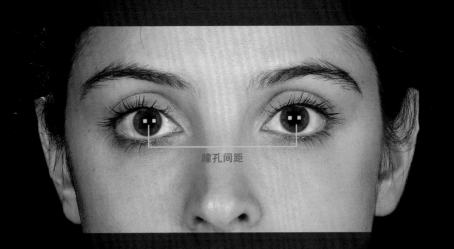

瞳孔间距

瞳孔间距

瞳孔间距是于两个瞳孔之间测得的距离。平均瞳孔间距为60mm。

测量的重要性

- 有助于确定面部宽度。
- 该距离在6~8岁时变得稳定，因此，可作为其他随时间变化的距离的参考。

适用实例

瞳孔间距大于60mm则高于平均值，并且需要口、下颌、眶骨缘、颧部和牙齿在宽度上占主导地位。若上述位置占主导地位，它们的尺寸应成比例地大于平均宽度。这有助于确定需要使用填充剂处理的点。

如何测量

在瞳孔的中心正确定位卡尺的位置。

规则

- 瞳孔间距除以6.6等于上颌中切牙的宽度。
- 上颌中切牙的宽度乘以16即为面宽。Cesario和Latta在北美人群中进行的一项研究确定了该参数。

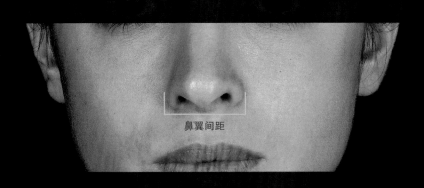

鼻翼间距

鼻翼间距

　　鼻翼间距是两侧鼻翼之间的距离。鼻翼是鼻尖小叶的侧向延长，主要由软骨组成。两个鼻翼之间的平均距离即是鼻子的厚度。根据经典的人体测量学标准，鼻子的厚度相当于正位下面部宽度的1/5。Galantucci等发现，高加索女性的平均鼻翼间距为31.6mm。Fradeani测量的鼻宽为34 ~ 36mm。

测量的重要性

　　鼻宽影响人们对口宽的认知。

适用实例

- 较宽的鼻子需要唇部也比较饱满，这可以通过在唇部注射填充剂来实现。
- 对于非常窄的鼻子，如果需要行唇部填充，则仅应使用少量填充剂。
- 可以通过在鼻尖（鼻尖上方区域）上方注射填充剂来重塑鼻部。但是，该区域注射非常危险（请参见第七章）。

如何测量

　　在患者放松的情况下，将卡尺轻触鼻翼侧面。

规则

- 在大多数情况下，鼻宽大于鼻长（从鼻根到鼻尖）。当鼻长大于鼻宽时，它看起来会很长。
- 在正位，与鼻翼正切的线应触及内眦或外眦处的半月形皱褶。如果鼻翼正切线穿过巩膜，则意味着该鼻对于这个面部来说太宽了。如果患者不想进行鼻部整形来缩小鼻子，则可以在鼻尖或唇红处使用填充剂以平衡过宽的鼻部。

在鼻尖上方区域使用填充剂

- 可以减小视觉鼻宽。
- 可以给人以翘鼻的印象。
- 根据需要可以塑造鼻尖上方转折。

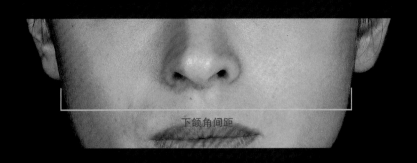

下颌角间距

下颌角间距

下颌角间距是左、右下颌角点（Go-Go）之间的距离。女性平均下颌角间距为（89.3±5.7）mm，男性为（97.7±6.3）mm。

测量的重要性

- 有助于理解面部的定义，因为它有助于定义头部与颈部之间的界线。
- 有助于给人以瘦的印象。
- 明显的下颌角轮廓表明面部更为成人化。
- 由于老年人下颌线不清晰，因此有助于区分年轻人和老年人。

适用实例

- 如果下颌线不清晰，则注射填充剂可帮助重新定义该轮廓。
- 在下颌角区域注射填充剂可以改善过宽的面宽。
- 在圆脸人群中，在下颌角和颧部注射填充剂使两个区域之间形成凹陷，可显示出与颊脂垫减少相似的结果。
- 明显清晰的下颌角给人有力量的感觉。
- 抚平侧面部的皱纹。

如何测量

在侧位图中，使用化妆笔在下颌角上标记一个点。然后从正面看，定位卡尺并测量这两个点之间的距离。

规则

- 下颌角间距=面宽-11%面宽；如果此差异小于4%，表明咬肌肥大。如果咬肌运动亢进，则其容量可能会增加，导致下颌角间距增大，从而导致面宽与下颌角间距之间的差异较小。
- 面宽小于下颌角间距可能表明咬肌肥大。
- 极小的下颌角角度可能表明：下颌骨缺损，建议注射填充剂，可同时行颏成形术或在颏部注射填充剂。

在下颌角注射填充剂

- 正位：在颌部产生一个外向的结节。
- 侧位：在下颌支和下颌体之间形成一个角度。

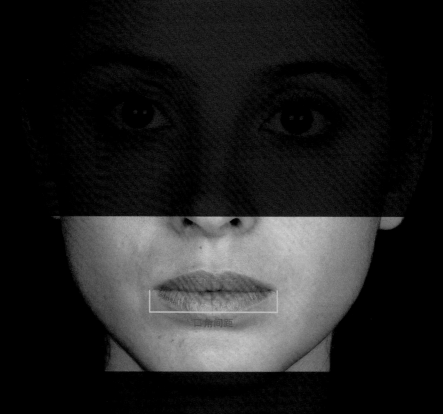

口角间距（口裂宽）

口角间距即口裂宽。白人女性的平均口角间距为（45.70 ± 2.77）mm，男性为50mm。

测量的重要性

- 增加人们对感官的认知。
- 增加性感。
- 平衡鼻颊区域的主次。

适用实例

增加口裂宽可以：

- 降低鼻部的主导地位。
- 为面部的下半部分提供和谐感。
- 抚平唇纹。

如何测量

在口角水平的口部最宽点测量。

规则

- 在正位面部静息状态，做与虹膜内侧相切的垂直线应触及口角。如果口角短于该线，则认为嘴巴很窄，应该使用填充剂来增加其长度。口角已超出该范围，仍需要注射填充剂的情况下，不应增加嘴部宽度。

- 就宽度而言，大于50mm的嘴被认为是过宽的，需要增加面宽和下颌角间距与之协调。这可以通过在该区域中使用填充剂来实现。

- 根据Suguino等的研究，理想的口角间距（静止时）等于虹膜之间的距离。

在嘴部使用填充剂

- 正位：通过在唇红及口角处注射填充剂，嘴宽每侧可增加2mm。要在唇红使用填充剂而不增加嘴宽，请在口角留出3mm的长度不进行填充。

- 侧位：可以调整单唇或双唇水平位置轮廓到真垂直线的距离。

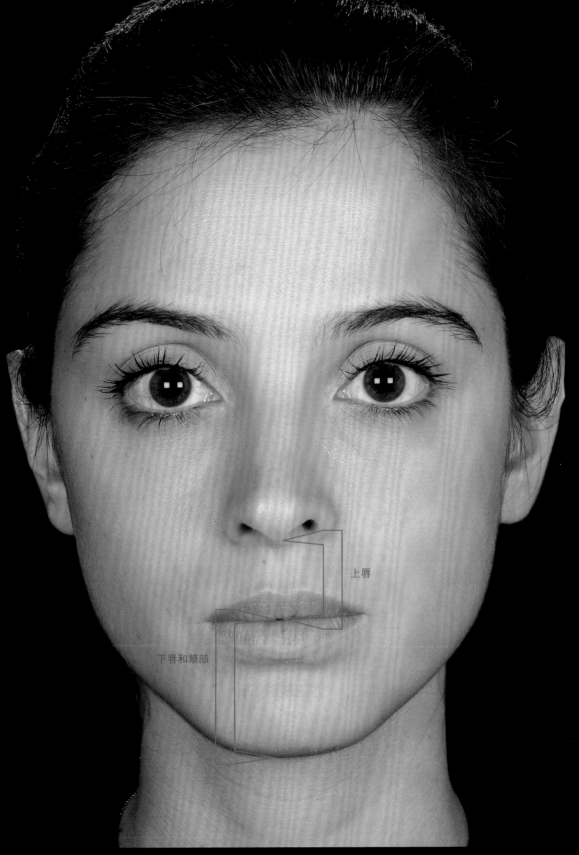

上唇

下唇和颏部

图5-17 测量面部垂直分析时理想的卡尺位置，测量从鼻下点到口裂点及从口裂点到颏下点的距离

正位图中的平均垂直距离

在计划注射填充剂时，若干垂直距离的测量非常重要（图5-17）。

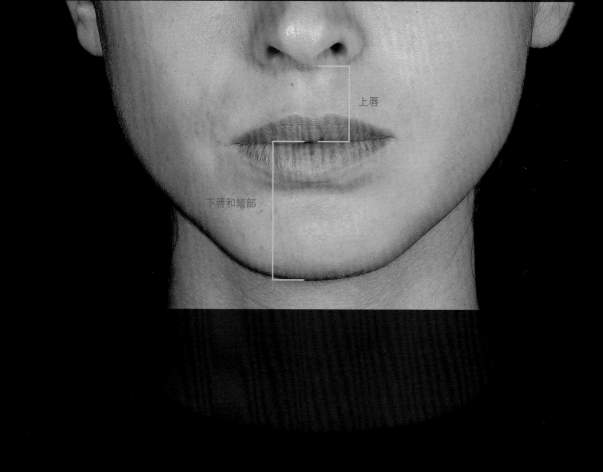

上唇

下唇和颏部

上唇和下唇

上唇位于鼻下点和口裂点之间，应为鼻下–口裂距离的1/3。该距离的一般长度由鼻下至口裂最下点测得，为19~22mm。女性的平均长度为19.5mm，男性为22~24mm。下唇到下颌部的长度通常为其2倍。Landgraf等认为下唇到下颌部的长度为鼻下点–颏下点距离的2/3。通常，上唇中点到颏下点的距离（Li-Me'）为38~44mm。

测量的重要性

这两个测量值之间的比例决定面部下1/3的和谐。

适用实例

- 对于整个面部短（圆头型）和（或）下面部短的患者，这些测量值的增加可能会使面部看起来更长，从而改善其美学效果。这可以通过在鼻唇沟中使用填充剂、丰唇并在颏底部使用填充剂来实现。

- 对于唇闭合不全的患者，注射填充剂可能有利于进行被动闭合。

- 对于双下颌患者在下颌骨基部使用填充剂，可以有效改善这种不美观的外观。

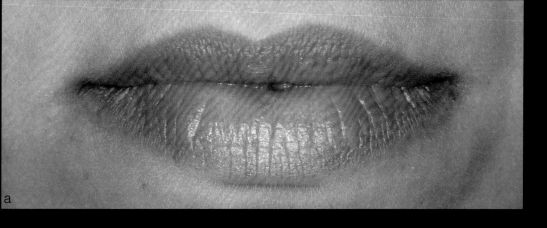

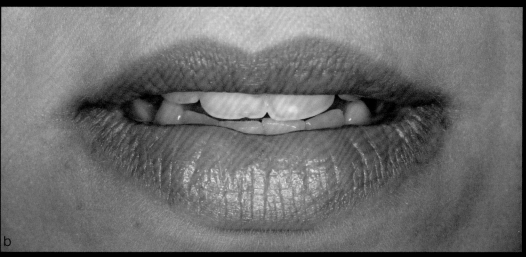

图5-18 （a）唇红的容量比例细节。（b）年轻女性理想牙齿露出量状态

如何测量

- 上唇：测量从鼻下点到口裂点的距离。
- 下唇和下颌：从下唇上界到面部中线的颏底部。

规则

- 根据Arnett和Bergman的研究，上唇、皮肤和唇红的垂直长度的总和应约为下唇长度的50%。
- 上唇唇红的长度应该是下唇唇红垂直长度的50%。根据Epker等的研究（图5-18a），嘴唇之间的差异至少应为25%。

- 根据Vig和Bruno的研究，年轻女性嘴唇在静息时上颌中切牙的显示量为3.4mm（图5-18b），而年轻男性为1.9mm。

在唇部使用填充剂

从正面看，使用填充剂会增加唇红的容量，如果在口角也注射填充剂，则会增加唇的宽度。

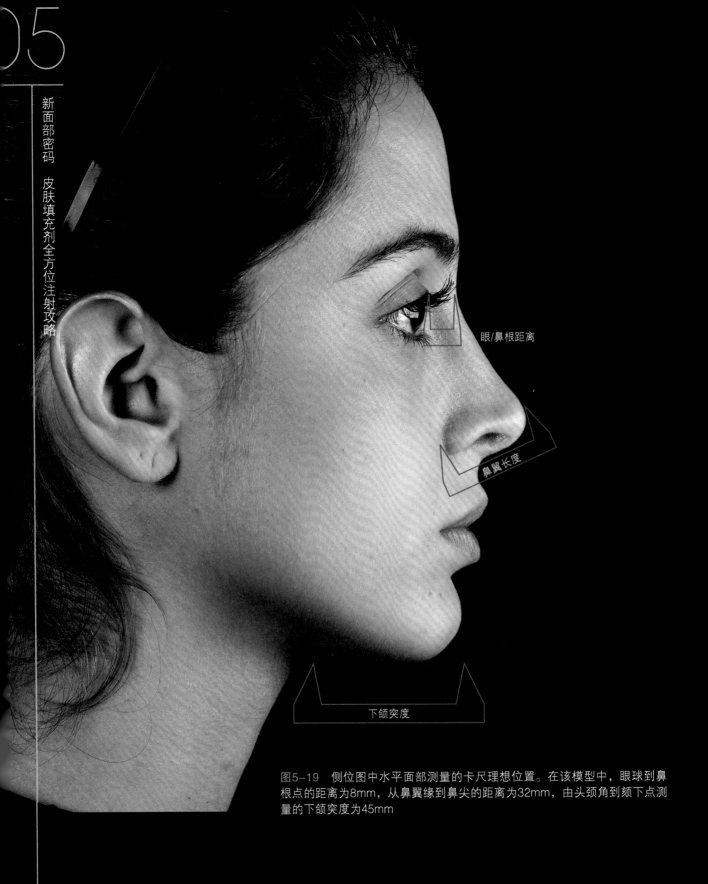

眼/鼻根距离

鼻翼长度

下颌突度

图5-19　侧位图中水平面部测量的卡尺理想位置。在该模型中，眼球到鼻根点的距离为8mm，从鼻翼缘到鼻尖的距离为32mm，由头颈角到颏下点测量的下颌突度为45mm

侧位图中的平均水平距离

图5-19显示了侧位图中的水平距离，这在填充注射计划中很重要。

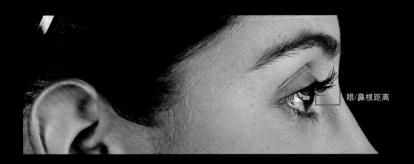
眼/鼻根距离

眼/鼻根距离

眼/鼻根距离是眼球与鼻梁之间的距离。

测量的重要性
- 调节额部的优势。
- 调节鼻部的优势。

适用实例
- 对于眼睛在水平面上过度突出的患者，使用填充剂可以帮助减少突出的投影。
- 可用于减少在水平面内过度突出的鼻尖、额部和（或）额部的外观。
- 对于有鹰钩鼻的患者，使用填充剂可减少过度的弯曲。
- 可以帮助减少眉间皱纹。
- 可以缓解面部的严肃感。

如何测量
将卡尺放在患者侧面，靠近但不要触及眼球。在眼球的最前部分和鼻根最深部分测量。

规则
- 鼻根点（N）是额鼻角的最深点（在眉间下方4~6mm）。鼻根的理想位置位于与上睑睫毛相同的水平线（睫毛与上眼睑相交的位置）上，这是填充的关键。
- 要评估鼻根点的深度，请绘制两条垂直线——一条与眉间相切，一条与鼻根相切。
- 通过这种分析，很容易观察到是否有必要填充该区域，以便通过提高比例来控制鼻子相对于前额的优势。

在鼻根处使用填充剂
在鼻根处提升皮肤，减小该处的曲率。切勿把曲线填充成直线。在该区域使用填充剂非常危险（请参见第七章）。

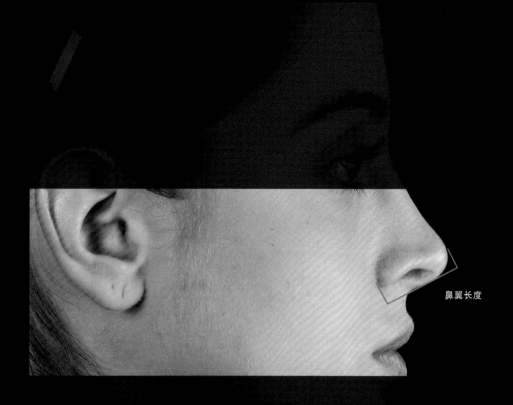

鼻翼长度

鼻翼长度

　　鼻翼长度是指从鼻翼缘（AC）到鼻尖正中轴处的鼻尖最突出点（pronasale，PRN）的距离。Guyuron认为鼻翼长度因种族差异而异，因此很难确定平均值。

测量的重要性

- 有助于定义面部。
- 它会影响轮廓的凸度。
- 平衡鼻子的宽度。

适用实例

- 不想接受鼻整形术的宽鼻患者，可以增加鼻子的长度以隐藏宽度。
- 在鼻尖使用填充剂可以平衡过高的鼻梁。
- 可以塑造翘鼻形态。
- 对于鹰钩鼻患者，使用填充剂可减少过度的鼻尖弯曲。

如何测量

　　从鼻翼的最后部到鼻尖进行测量。

规则

- 鼻指数是鼻宽与鼻长之比乘以100%的比例［即，（鼻宽÷鼻长）×100%］。该指数将鼻子分为3种类型：当指数小于60%时为狭鼻型，当指数为60%～80%时为中鼻型，大于80%时为阔鼻型。
- 当鼻长大于鼻宽时，显示鼻过长。

在鼻尖上方区域使用填充剂

- 减小视觉鼻宽。
- 塑造翘鼻形态，依据需求塑造鼻尖上部转折形态。

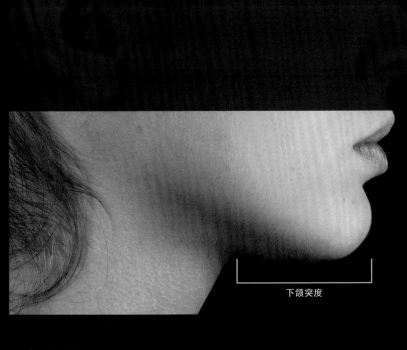

下颌突度

下颌突度

下颌突度是从颈部到下颌尖端的距离。

测量的重要性

- 有助于识别面部轮廓，因为它可以很好地强调下颌骨的优势。
- 更长的突度表明患者没有超重。
- 较大的突度表明患者年轻。
- 年轻患者的突度较小可能表明水平颏后缩。

适用实例

- 对于水平颏后缩的患者，填充颏前软组织可以掩盖这一缺陷。
- 如果突度很小，则应通过隆颏手术和（或）抽脂进行手术矫正。

如何测量

测量从下颌颈部交界处到颏前软组织的长度。

规则

颏下区域的理想大小是平行于额部水平4个手指的水平宽度。

颏部填充

使用填充剂可以增加颏部容量，增加下颌兜度。

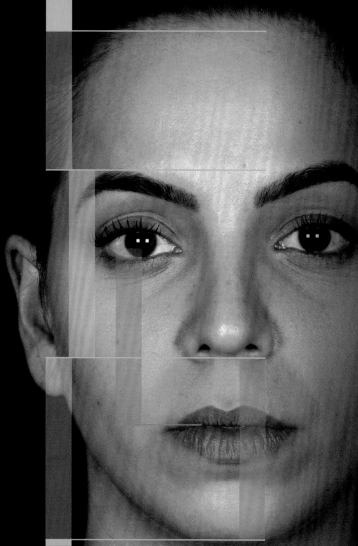

面部三分

中面部是三部分中最长的一部分，因为它包括眼睛和鼻子。下面部稍微短一些，因为它只包含嘴巴。而上面部则最小，因为它不包含任何解剖学的面部结构。上1/3从发际（发际线）延伸到眉毛的上边界。中1/3从眉毛的上边界一直延伸到鼻下（鼻唇角），而下1/3则从鼻下点延伸到颏底。图片显示了3个相同长度的矩形（绿色）

威利斯量规法

该方法用于对下面部进行数字评估，如左图所示绘制一个蓝色矩形，该矩形为从外眦至口角的水平。该距离必须与鼻下点（SN）至颏下点的距离相同。必要时，在分析之后，可以通过在颏底部和（或）鼻唇角使用填充剂来增加下1/3长度

平衡三部分

在分析完患者的照片后，如果未观察到理想的三部分比例（如这张照片所示），则认为面部不和谐。要创建和谐的面部，有必要在面部三部分中寻找正确的比例

图5-20 面部三分

面部填充时重要的面部比例

面部三分

要了解面部比例，有必要了解面部三分的概念。面部分为上、中和下三部分（图5-20）。对于平衡的面部，三部分的垂直高度为55~65mm。

面部上1/3（上面部）为发际（发际线）与眉水平线之间。由于它受头发的影响且使高度可变，因此Arnett和Bergman认为它是最不重要的1/3。

面部中1/3（中面部）为眉水平线延伸到鼻下点（SN）之间。需要系统分析眼睛、眼眶、鼻子、面颊和耳朵。为达到最佳比例，鼻底宽度应与内眦间距相近。眼球的不对称提示患侧上颌骨发育不良，这可能是由于反𬌗或混合呼吸或口呼吸所致。

面部下1/3（下面部）为鼻下点（SN）到颏下点（M）之间，需要检查其对称性、垂直关系和形态。通常，下颌比面部的其余部分更突出。下面部较长或较短，缺乏和谐感表明可能存在咬合不正。

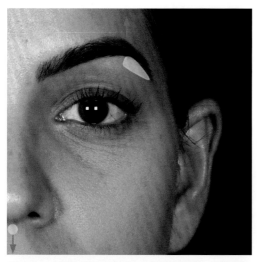 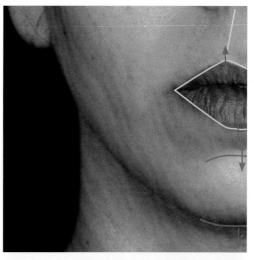

图5-21 使用填充剂增加中面部容量。在眶缘注射填充剂会增加眉部的水平高度，在鼻唇角注射填充剂会降低鼻小柱的水平高度

图5-22 使用填充剂增加下面部容量。在唇缘注射填充剂会增加唇厚度，在唇峰注射填充剂会增加上唇长度，在颏唇沟注射填充剂会使下唇变长，在颏基底注射填充剂会使颏部变长

因此，除面部维度外，临床医师还应了解适当的比例可以使面部变得和谐。如果在分析了面部比例之后，临床医师得出结论，认为测量结果之间的比例不理想，则应向患者提供可能涉及正畸治疗或外科手术的治疗方案，或者在简单情况下使用填充剂增加较短的测量值，从而使面部比例更和谐。例如，如果与下颌角间距相比，面宽小于理想距离，则可通过注射透明质酸来增加面宽。

增加中面部和下面部容量将使患者看起来更年轻。这是由于面部变得更加清晰，皮肤将仅有较少的皱纹。而且，由于咬合垂直尺寸的损失，老年人面部相对较短。因此，增加面部的长度，会使人看起来更年轻。

增加中面部容量

在眶缘侧面使用填充剂时，眉毛的水平高度会增加（图5-21）。其他效果包括：

- 眉弓增高。
- 增长面部（长脸型）。
- 减弱眼睛外凸感。
- 改善过长的上面部。

当在鼻唇角使用填充剂时，鼻小柱的水平位置会降低。其他效果包括：

- 鼻唇角更为张大。
- 改善过度后缩的鼻小柱。

增加下面部容量

在唇红处使用填充剂时，唇部厚度会增加，从而使嘴唇看起来更饱满和更性感（图5-22）。嘴唇皮肤上的皱纹也会被抚平。

在颏唇沟使用填充剂时，下唇会变长，并且颏唇角更为张大。

在颏基底使用填充剂时，下颌会变长。此外，在正位下双下颌变小，并且患者的面部变得更长。

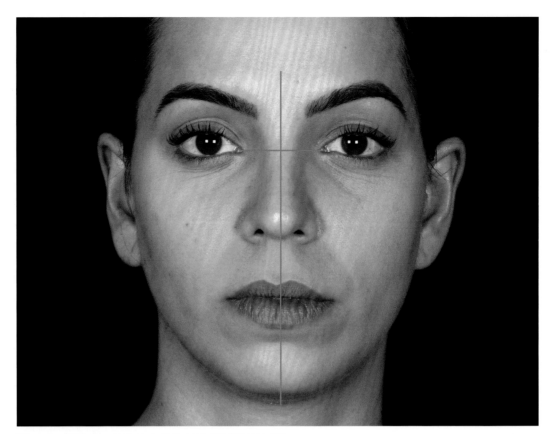

图5-23 面中线。注意该患者的上唇丘比特弓不对称

面中线

位置

面中线是眼内眦之间的等距点上下垂直延伸的线（图5-23），不应考虑鼻子、口和下颌。面中线有助于诊断面部解剖结构的宽度和位置的差异。

规则

鼻子、口和下颌的两侧应具有相同的宽度及水平高度。

适用性

- 当一侧口角比另一侧宽时，仅在较窄一侧的口角注射填充剂。
- 填充剂用于颊部、下颌角、颞部或颧骨角较窄或较高的一侧。

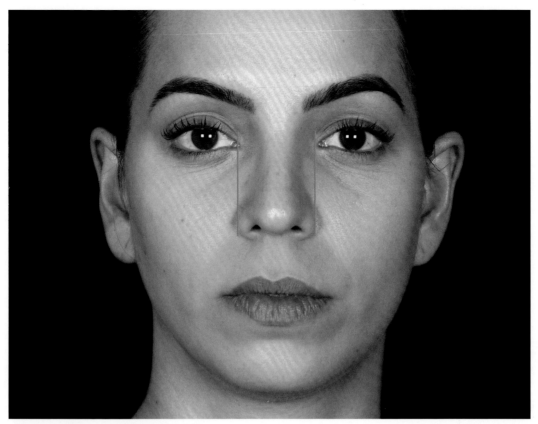

图5-24　鼻翼线。这条线应该经过内眦

鼻翼线

位置

鼻翼线与鼻翼相切（图5-24）。它可以帮助诊断鼻的宽度和对称性。

规则

鼻的宽度等于眼内眦的间距（两眼之间的距离）。如果鼻翼线在内眦内，说明患者的鼻子较窄。如果鼻翼线在内眦处，则患者的鼻宽平均。如果鼻翼线穿过巩膜，说明患者的鼻子较宽。

适用性

对于鼻子较宽者，建议将填充剂注入鼻尖和鼻尖上方，以增加其长度。同时也需要增加唇突出度，因为当鼻子较宽时，口看起来更窄。另一种方法是在鼻小柱上使用填充剂以张大鼻唇角。

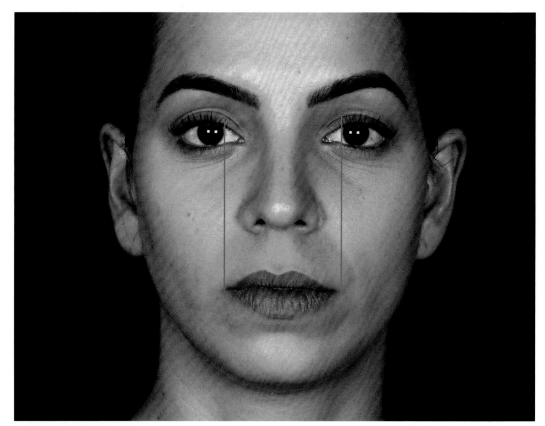

图5-25　虹膜内侧线。该线应经过口角

虹膜内侧线

位置

　　该线是与虹膜内侧相切的线（图5-25）。它可以诊断嘴部不对称，并根据宽度对嘴部进行分类。

规则

　　如果口角位于该线内侧，则患者口较窄。如果口角刚好碰到该线，则患者口与面比例合适。如果口角延伸到该线外侧，则患者口较宽。

适用性

　　可以通过在口角处使用填充剂来增加嘴巴的宽度。

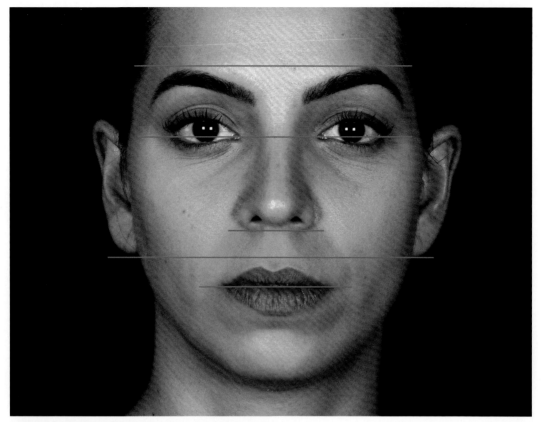

图5-26 水平线。这些线可以帮助诊断面部不对称

水平线

位置

水平线与外眦、鼻翼、口角、眉毛和耳垂水平相切（图5-26）。这些水平线可帮助诊断面部水平位置不对称。

规则

面部越对称，就越和谐。

适用性

向患者展示其先前存在的不对称性，或在治疗前照相以记录使用填充剂后引起的对称性变化。向患者解释，仅使用填充剂不能矫正这些不对称，应与肉毒毒素注射等其他治疗结合使用。

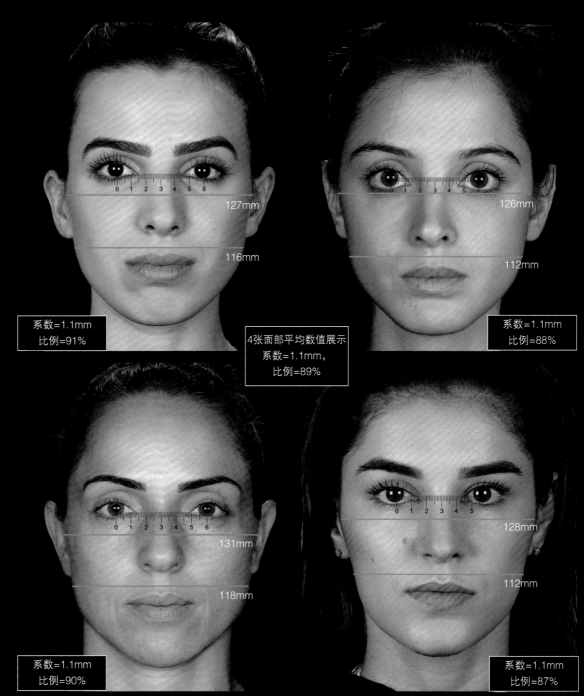

图5-27　平均下来，这些患者面部的下颌角间距比面宽短11%，这是一个理想的比例。上面的横线标识了面宽，下面的横线标识了下颌角间距

对填充比较重要的面部比例

在塑造面部和谐时，面宽和下颌角间距的比例非常重要（图5-27），同样，面宽和面高的比例也很关键（图5-28）

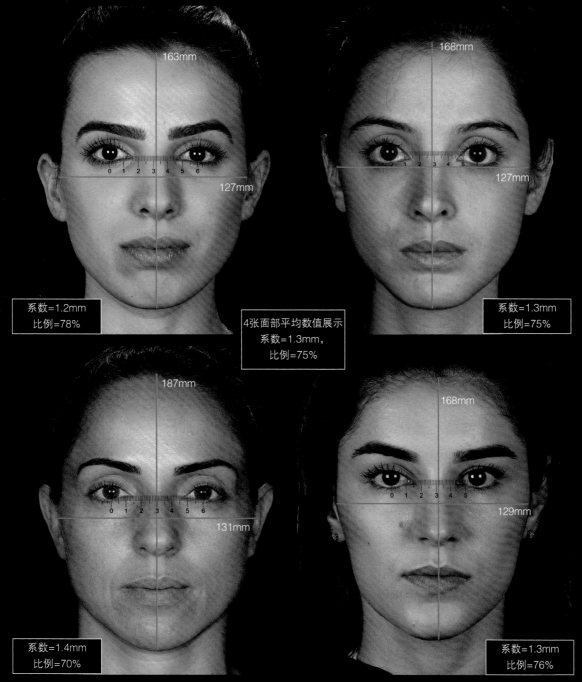

图5-28 平均下来，这4张面部的面宽比面高小25%。面宽应由颧宽决定，而非耳屏间距离，因为头发可能会遮挡该部位，就像右下图所示。Farkas等认为理想的面高与面宽比例应为：女性1.3：1，男性1.35：1。因此，面宽应大约是面高的78%

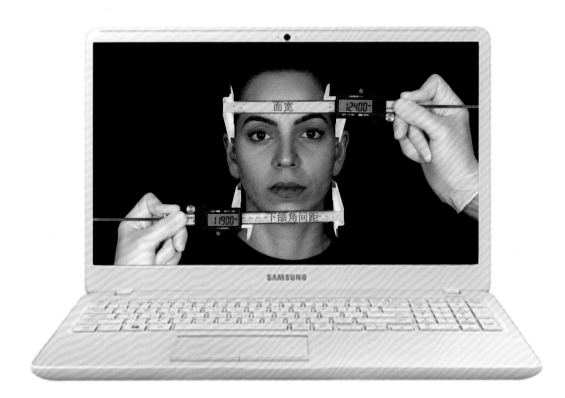

图5-29　PPT、Keynote或者任何可以用于面部分析的程序

摄影分析

如果不使用照片，则无法完全进行美学治疗。直接在患者面部进行任何相关测量时，应拍摄数字照片，以便可以对患者的面部进行数字分析。临床医师或助手可以拍照，只有当患者不在时，临床医师才能执行面部分析以避免结果受到影响。由于照片是静态图像，因此可以在同一位置并借助数字标尺、测量直线和测量角度等工具来分析多个测量值、比例和角度，而这些工具无法直接用在患者的面部进行测量（图5-29）。在进行面部分析之前，专业人员应先将照片正确"放置"在计算机显示屏上，然后将图像放大到尽可能大的程度，再校正其横向倾斜度，这是直观完成的操作。只有这样，临床医师才可以绘制线条，并使用其他工具进行分析。

参考文献

[1] Borbolla RR, Faltin Junior K, Costa C, Ortolani CLF, Kamitsuji IKN, Rodrigues CPF. Normatização e padronização da localização e abreviação dos pontos cefalométricos utilizados nas análises cefalométricas em norma lateral de Ricketts e Schwarz-Faltin. Rev Inst Ciênc Saúde 2008;26:328–233.

[2] Galantucci LM, Deli R, Laino A, et al. Three-dimensional anthropometric database of attractive Caucasian women: Standards and comparisons. J Craniofac Surg 2016;27:1884–1895.

[3] Mosle MAA, Baba MS, Malek S, Almaktari RA. Ceph-X: Development and evaluation of 2D cephalometric system. BMC Bioinformatics 2016;17(suppl 19):499.

[4] Volkmann O, Cotrim-Ferreira FA, Villi ER, Ferreira-Tormin AC, Junior HS, Vellini-Ferreira F. Correlations of linear measures in the palate, the cranium and the face: An anthropometric study. J Bras Ortodon Ortop Facial 2003;8:307–314.

[5] Marianetti TM, Gasparini G, Midulla G, et al. Numbers of beauty: An innovative aesthetic analysis for orthognathic

surgery treatment planning. Biomed Res Int 2016:6156919. https://www.hindawi.com/journals/bmri/2016/6156919/. Accessed 14 February 2019.

[6] Alam MK, Noor NFM, Basri R, Yew TF, Wen TH. Multiracial facial golden ratio and evaluation of facial appearance. PLoS One 2015;10(11):e0142914.

[7] Arnett GW, Jelic JS, Kim J, et al. Soft tissue cephalometric analysis: Diagnosis and treatment planning of dentofacial deformity. Am J Orthod Dentofac Orthop 1999;116:239–253.

[8] Arnett GW, Bergman RT. Facial keys to orthodontic diagnosis and treatment planning. Part I. Am J Orthod Dentofac Orthop 1993;103:299–312.

[9] Arnett GW, Bergman RT. Facial keys to orthodontic diagnosis and treatment planning. Part II. Am J Orthod Dentofacial Orthop 1993;103:395–411.

[10] Almeida RC, Almeida MHC. Assimetria facial no exame clínico da face. Ortodontia 1999;32:82–86.

[11] Ricketts RM. Provocations and Perceptions in Craniofacial Orthopedics. Denver, CO: Rocky Mountain Orthodontics, 1989.

[12] Ricketts RM. Cefalometria progressiva paradigma 2000. California: Instituto Americano para Educação Bioprogressiva, 1996:64–120.

[13] Naini FB. Estética Facial—Conceitos e Diagnósticos Clínicos. Rio de Janeiro: Elsevier, 2014.

[14] Suguino R, Ramos AL, Terada HH, Furquin LZ, Maeda L, Filho OGS. Análise facial. Rev Dental Press Ortod Ortop Facial 1996;1:86–107.

[15] Cesario Jr VA, Latta Jr GH. Relations between the mesiodistal width of maxillary central incisor and interpupillary distance. J Prosthet Dent 1984;52:641–643.

[16] Furtado IR. Morfologia nasal—Harmonia e proporção aplicada a rinoplastia. Rev Bras de Cir Plást 2016;31:599–608.

[17] Fradeani M. Análise Estética: Uma Abordagem Sistemática para o Tratamento Protético, vol 1. São Paulo: Quintessence, 2006.

[18] Costa LAL, Fernandes GO, Kanazawa LS, Miranda JG, Pretti H. Análise facial—Uma revisão de literatura facial analysis—A literature review. J Bras Ortodon Ortop Facial 2004;9:171–176.

[19] Landgraf ME, Filho MV, Junqueira JLC, Valdrighi HC, Vedovello SAS. Análise facial, elemento chave no diagnóstico ortodôntico contemporâneo. Ortodontia 2002;29:147–160.

[20] Epker BN, Stella JP, Fish L. Dental Facial Deformities: Integrated Orthodontic and Surgical Correction, ed 2. St Louis: Mosby, 1995.

[21] Vig RG, Bruno GC. The kinetics of anterior tooth display. J Prosthet Dent 1978;39:502–504.

[22] Guyuron B. Precision rhinoplasty. Part I: The role of life-size photographs and soft-tissue cephalometric analysis. Plast Reconstr Surg 1988;81:489–499.

[23] Farkas LG, Bryson W, Klotz J. Is photogrammetry of the face reliable? Plast Reconstr Surg 1980;66:346–355.

[24] Ricketts RM. Divine proportion in facial esthetics. Clin Plast Surg 1982;9:401–405.

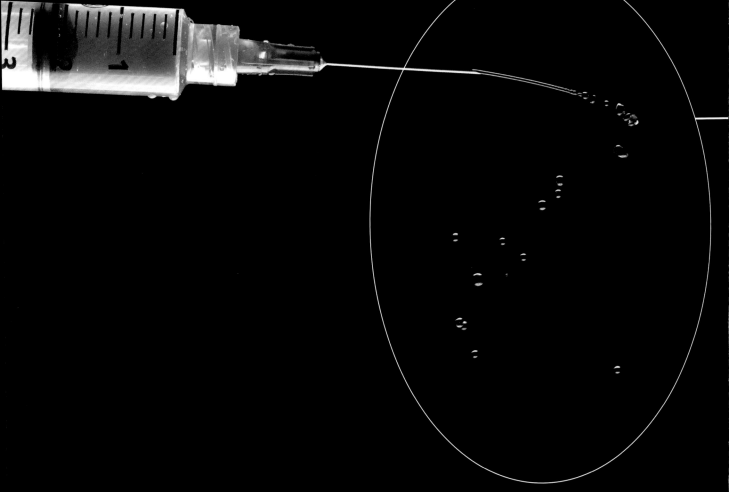

第六章

面部填充术的麻醉

由于一些进行医学和牙科手术操作的患者会产生与疼痛相关的生理和心理不适，因此需要对患者进行局部麻醉。当患者确信其所做的美容手术是无痛的，对疼痛的恐惧就不会成为障碍，从而提高了患者对这些手术的接受程度。

　　局部麻醉的有效性取决于临床医师对患者面部感觉神经支配的认识程度（图6-1）。有效的局部麻醉可以阻止疼痛感觉传导至患者的大脑。了解神经支配的确切位置意味着采用更少的注射点（和更少的麻醉剂量）就可以达到理想效果。

　　使用适当的健康问卷可以确定患者是否存在局部麻醉禁忌。

　　在对患者实施麻醉之前，必须遵循几个步骤：

（1）使用2%氯己定溶液清洁面部，以达到无菌效果。如果手术是在口腔内进行，可以使用消毒漱口水（0.2%氯己定溶液）。

（2）在面部涂抹局部麻醉剂（如4%利多卡因），等到它被皮肤吸收。如果手术是在口腔内进行的，请使用一次性涂抹器涂抹。然后在生产商建议的等待时间后进行操作。

（3）当局部麻醉剂完全被吸收，皮肤干燥后，使用面部标记笔或化妆铅笔标记注射部位。

　　方框6-1提供了优化麻醉程序的相关提示。

方框6-1　优化麻醉程序的相关提示

- 无菌和表面麻醉可由正式认可的口腔卫生技术员进行操作，为临床医师节省了时间。
- 在实施麻醉前，应对需要注射的区域进行标记，以避免由麻醉引起的暂时的容量膨胀而影响手术。
- 必须明通过面部孔道的神经传出位置，以便只用一个麻醉点就可麻醉所有该神经的分支。对于那些没有从孔道中穿出的神经，麻醉只能在被注射填充区域的后方进行，因为大多数面部神经分支是从后方到前方向面部正中线走行的。
- 经口腔内进针比经口腔外进针更可取，因为这样疼痛更少，也不会对皮肤造成伤害。
- 已用于口内麻醉的注射针不可用于穿刺面部皮肤。应将其丢弃，因为其可能含有生物膜。
- 对面颈部进行麻醉前，请参见图6-1。

面部神经支配

　　表6-1列出了注射填充剂时需要阻滞的面部重要神经，图6-1显示了面部的神经支配。

表6-1 注射填充剂前需阻滞的面部神经

图6-1中的点	神经	起源	解剖参考	进针	麻醉剂量
1	滑车上神经	眼支	在眶前侧、前额下内侧。自眼眶内侧分布于面部	口外	0.05mL
2	滑车下神经	眼支	泪囊和泪阜。它通过滑车上神经下方的眼眶内侧分布于面部	口外	0.05mL
3	眶上神经内侧支	眼支	在眶缘上内侧的上方。通过眶上孔或切迹向面部延伸	口外	0.05mL
4	眶上神经外侧支	眼支	在眶缘上外侧的上方。通过眶上缘下方向面部延伸	口外	0.05mL
5	耳颞神经	下颌支	它穿过腮腺的上部,自颧弓后部浅出	口外	0.2mL
7	筛前神经鼻外支	眼支	在眶顶内侧缘下行。走行至鼻背骨–软骨连接处立即变得表浅	口外	3滴
8	眶下神经	上颌支	经眶下沟和眶下管经眶下孔到达面部	口内或口外	0.9mL
9	颧面神经	上颌支	在翼腭窝的前方,经颧面孔到达面部	口外	0.2mL
10	颊神经	下颌支	走行于下颌支的内侧面。在冠突底部变得表浅,沿颊肌外侧下行	口内	0.9mL
11	颏神经	下颌支	自下颌管浅出后从颏孔中穿出,向前走行	口内	1.8mL
12	上牙槽前神经	上颌支	从眶下神经上行达到眶下管前6~10mm处发出,然后下行穿过上颌窦前壁	口内	0.9mL
13	鼻腭神经	上颌支	向下延伸至前硬腭的黏膜,支配这个区域和前鼻中隔的黏膜。最后穿过切牙孔	口内	0.9mL
14	下颌舌骨肌神经	下颌支	在下牙槽神经进入下颌管之前发出。后沿下颌舌骨沟走行并支配颏隆突处的皮肤	口内	0.9mL

表格中最后的3根神经需要额外麻醉,因为可能存在神经纤维的交联,而导致麻醉失败

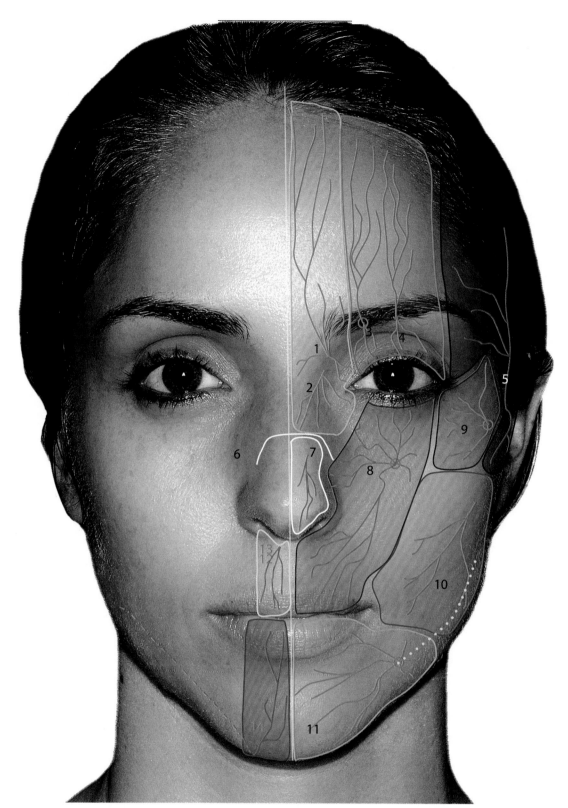

图6-1 面部感觉神经分布汇总图。重要的是对于任何注射填充的区域均需要进行麻醉。圆点表示感觉神经浅出至面部所通过的孔道。表6-1描述了图中各标记点，其中无点6（点6仅为解剖学参考，即骨–软骨连接处）。面部右侧因神经交叉而形成麻醉互补点。虚线显示的是下颌舌骨肌神经的走行，下颌舌骨肌神经是下牙槽神经的一个分支，它在进入下颌管后与之分离。橙色虚线表示颏神经，它是下牙槽神经的末支，因此医师可以通过口腔内注射在下颌管的最后方来麻醉它，以避免麻醉液在下颌、前下颌、木偶纹处和颏部外侧产生不必要的膨胀，从而对这些区域的填充产生干扰

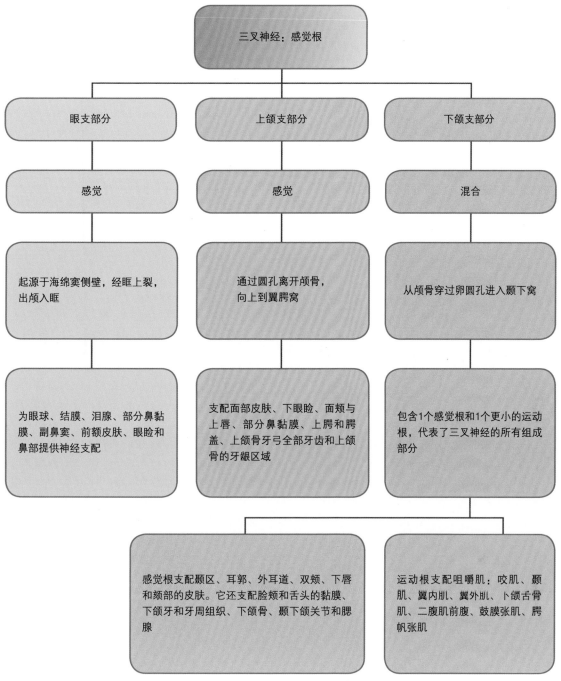

图6-2　三叉神经感觉根的3个部分

面神经通过它的许多分支——颞部、颧部、颊部、下颌缘支和颈支，为面部表情肌肉提供运动神经支配。

三叉神经是第5对颅神经，是最大的颅神经。它的神经元负责感受外部疼痛、压力、触摸和温度。它由运动根和感觉根组成，但主要是感觉根。感觉根有3个分支，眼支、下颌支以及从颞骨岩部前表面的梅克尔憩室穿出的上颌支，为面部皮肤提供感觉支配。三叉神经也通过下颌干和它的分支负责咀嚼肌的运动神经支配。图6-2和表6-2显示了三叉神经的这些分支以及经常进行填充区域的重要神经分支。

表6-2　三叉神经感觉根的分支

分支	解剖参考	发出的神经	支配范围
眼神经			
鼻睫神经	它沿着眶顶的内侧缘走行，最后到达鼻根部皮肤	筛前神经（鼻内侧神经）	鼻中隔前部和鼻腔外侧壁的黏膜
		鼻外侧神经	泪囊和泪阜处的皮肤
		滑车下神经	筛窦和蝶窦
		筛骨后神经	鼻尖和鼻翼的皮肤
额神经	在眶内向前走行	滑车上神经	结膜、前额下部和中部的皮肤
		眶上神经	上睑、头皮至顶骨和人字缝
泪腺神经	泪小管	泪腺神经	上睑外侧和邻近的一小块皮肤区域
上颌神经			
翼腭窝的分支	从圆孔出颅，穿过翼腭窝	颧神经、颧颞神经和颧面神经	前额侧面及颊突部分的皮肤
		翼腭神经	眼眶、鼻、腭和咽
		上牙槽后神经	上颌磨牙区颊部牙龈及邻近的面部黏膜表面，上颌窦黏膜，牙槽，牙周韧带，上颌第一、第二、第三磨牙的牙髓组织（28%的患者不包含第一磨牙近中颊根）
眶下管的分支	穿过眶下管	上牙槽中神经	两颗上颌前磨牙，可能包括第一磨牙的近中颊根以及牙周组织及颊部软组织和骨
		上牙槽前神经	上颌切牙、尖牙以及牙周组织及颊侧上颌骨
面部的分支	眶下神经穿过眶下孔到达面部，然后分支	下睑神经	下睑皮肤
		鼻外侧神经	鼻外侧皮肤
		上唇神经	上唇皮肤和黏膜
下颌神经			
主干的分支	在穿出卵圆孔时，在2~3mm的长度内发出两个分支	棘孔神经	硬脑膜和乳突气房
		翼内肌神经	运动神经到达翼内肌

分支	解剖参考	发出的神经	支配范围
前部的分支	前分支发出分支，散布在咀嚼肌中	颊神经	颊部皮肤、后磨牙三角、下颌磨牙颊部牙龈以及该区域的黏颊皱褶；颊神经既不支配颊肌（颊肌的支配是通过面神经来完成的），也不支配下唇和口角
后部的分支	向下走行一小段距离后向内侧延伸至翼外肌	耳颞神经	面神经运动神经支配区域的皮肤：颞部、颊部和下颌部、腮腺、耳轮和耳屏、外耳道和鼓膜、颞下颌关节
		舌神经	舌前2/3，口腔底部黏膜以及下颌舌侧的牙龈；鼻的外侧
		下牙槽神经（下颌舌骨肌神经、切牙神经和颏神经）	下颌牙髓、牙周组织、颏部皮肤、下唇皮肤和黏膜（包括口角）*

*：据研究显示，下颌舌骨肌神经包含感觉纤维，支配颏隆突的下方和前方表面皮肤。因此，当临床医师对下唇红进行手术时，可能需要对其进行麻醉。下颌舌骨肌神经在下颌支内侧的下颌舌骨沟中向下走行，沿着下颌体到达下颌舌骨肌。为了完全麻醉下唇，除了行颏神经阻滞外，行切牙神经阻滞也是必要的

　　颧神经是上颌神经的一个分支，分为颧面神经和颧颞神经。表6-1中没有描述颧颞神经，因为它与面部填充术并不相关。颧颞神经沿着眼眶的下外侧走行。然后通过颧骨内的一个小管到达颞窝。它在骨与颞肌之间穿过。然后在颧弓上方几厘米处穿过颞筋膜，主要支配颞区上方的头皮，而这个区域并不是注射填充剂的重要区域。颧面神经通过颧面孔到达面部，支配颧部的皮肤。

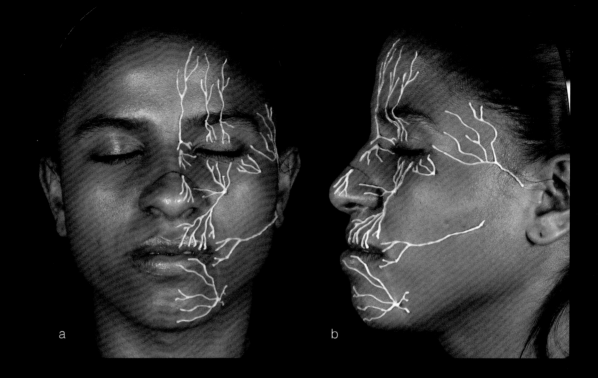

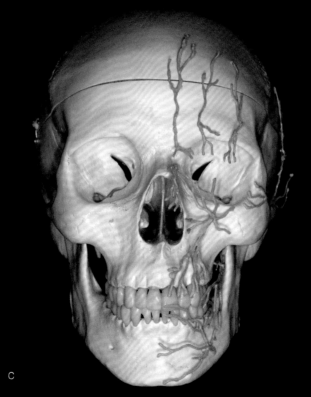

图6-3 （a、b）患者面部树脂神经图。（c）聚合后，将树脂神经从面部移除，涂成黄色，粘在颅骨模型上适当的位置

理解面部神经支配的一个有用的方法是用树脂将神经画在患者的面部，然后将聚合树脂神经粘在颅骨模型上（图6-3）。

唇部麻醉的重要注意事项

面神经的颊支（颅神经Ⅶ）为口轮匝肌、上唇提肌和口角提肌提供运动神经支配。导致嘴唇下降的大部分肌肉是由面神经的下颌缘支支配的。颈阔肌也与下唇下降有关，它受到面神经颈支的支配。

三叉神经（颅神经Ⅴ）的各个分支，为嘴唇提供感觉神经支配。三叉神经上颌支（颅神经Ⅴ2）的眶下分支支配上唇。三叉神经下颌支（颅神经Ⅴ3）的颏神经支配下唇的感觉。

神经阻滞对于身体局部区域的麻醉十分有效。局部神经阻滞麻醉与局部浸润麻醉相比有许多优点。首先，与局部浸润麻醉相比，神经阻滞麻醉通常只需要使用较少的麻醉药物就能产生需要的效果。当局部浸润麻醉无法实施或可能导致组织损伤或变形，从而影响美容效果时，神经阻滞麻醉可带来帮助。这对于面部等重要美容部位尤其重要。其他适应证包括伤口缝合、牙科手术和有全身麻醉禁忌等。如果伤口延伸至几条神经共同支配的区域，神经阻滞麻醉可能就不那么有用了。如果损伤越过中线，则可能需要在面部两侧同时进行神经阻滞麻醉。

三叉神经的第3个分支——下颌神经，分为两支：前干和后干。后干又有3个分支，其中一支是下牙槽神经，它只有感觉纤维，经下颌管从颏孔穿出。另一个分支是颏神经，它支配嘴唇皮肤、颊黏膜以及颏部皮肤的感觉。切牙神经在下颌骨髓腔内延伸至前磨牙、尖齿和切牙。颏神经从下颌骨两侧的颏孔穿出。颏孔一般位于下颌骨上缘（牙槽嵴）和下缘的中间，与第二前磨牙成一条直线（图6-4）。然而，颏管的确切位置存在多种变异。无牙颌患者由于存在牙槽骨吸收，这使得大多数患者的颏孔位置更靠近牙槽嵴。

某些区域可能存在额外的神经支配。因此，对于上唇的手术，尤其是在中线附近的操作需要注意。眶下神经阻滞可麻醉下睑、鼻侧、上唇、上颌切牙、尖牙、前磨牙、第一磨牙根等区域。在某些病例中，为使上唇中部区域完全麻木还需要完全阻滞鼻腭神经。根据Malamed的研究显示，在72%的病例中，上牙槽前神经阻滞可导致从中切牙到前磨牙的颊部软组织深度麻醉。这也许可以解释，为什么对某些病例，仅对眶下神经进行阻滞不能对上唇中部达到有效的麻醉效果。在这种情况下，也应同时麻醉上牙槽前神经。因此，建议在靠近上颌中切牙根部的前庭顶部进行浸润麻醉。根据Bento等的研究，对于下唇手术，特别是靠近中线的手术，出现下牙槽神经阻滞失败，可能是由于下颌舌骨肌神经在这一区域（颏部和下唇）的辅助神经支配所致。

在所有麻醉操作中，注射药液之前都要进行回抽。

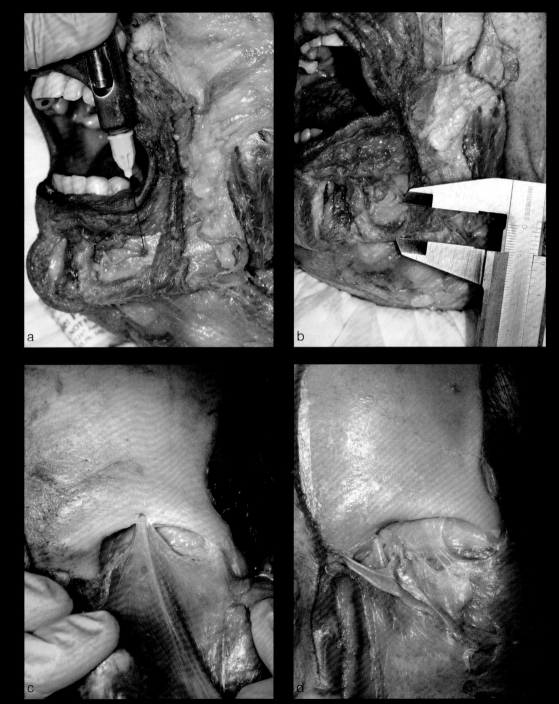

图6-4 （a）尸体标本的颏孔。这张图显示了进行神经阻滞的进针位置。（b）从颏孔到下颌基底的距离。（c）前额肌肉下可见眶上孔。（d）在某些情况下，不存在孔道，而是有一个切迹

在下唇手术中，由于颏神经和切牙神经支配下颌牙、颏部皮肤、下唇皮肤和颊黏膜的感觉，所以行颏神经阻滞十分必要。牙医可单独行颏/切牙神经阻滞或联合行下牙槽神经阻滞。研究表明，47%的患者出现第一磨牙牙髓麻醉，82%～100%的患者出现前磨牙牙髓麻醉，38%的患者出现侧切牙牙髓麻醉。如果进行颏孔内注射，切牙神经阻滞成功的概率将提高，并成功麻醉第二前磨牙和尖牙区域。而无论注射在颏孔内还是颏孔外，对于第一前磨牙的麻醉成功率并没有区别。

需要注意在阻断鼻外侧神经时应使用最小剂量的麻醉剂，以避免暂时性血管缺血。该神经的注射点在骨-软骨连接处的下方，因为它走行于鼻骨深面凹槽内，后穿过鼻软骨成为鼻外侧神经，支配鼻背和鼻尖的皮肤。

颈部的神经支配

理解颈部的神经支配也是美学填充手术的基础，因为颈部发出的神经支配下颌角周围的区域、下颌骨边缘以及颏底部。

颈神经丛是由神经纤维构成的网络，它们相互吻合，然后分成颈脊神经（C1、C2、C3和C4）。脊神经干从椎间孔穿出，分为前支和后支。颈神经丛由这4根颈神经的前支组成，它们从脊柱中穿过相应于颈椎侧面的椎间孔，支配着部分颈部肌肉、横膈膜以及头部、颈部和胸部的皮肤。

每个前支与下一支连接，形成3个侧凸环（C1与C2、C2与C3、C3与C4）。这3个环和由它们产生的分支构成了颈神经丛的两部分（浅支和深支）。

浅支由感觉纤维组成，从胸锁乳突肌后缘中点附近穿出后，散开走行至各邻近区域，包括外耳、颈部皮肤和锁骨旁区域。

除了第一个分支外，每一个分支都分成升、降两个分支，它们相互连通结组、结袢。第一个袢（C2、C3）向头部和颈部发出浅表分支；第二个袢（C3、C4）发出支配肩部和胸部的皮神经。分支分为浅支和深支两部分，浅支穿过颈筋膜支配皮肤，深支支配肌肉。本章不涉及颈神经丛的深支部分。

表6-3　浅表颈神经

神经	发出的神经	支配范围
浅表神经升支	枕小神经（C2）	支配外耳后表面的皮肤
	耳大神经（C2、C3）	前支支配腮腺浅表的面部皮肤并与面神经有交通。后支支配乳突上方和耳郭后表面的皮肤
	颈横神经（C2、C3）	升支延伸到下颌区域，并最终与颈阔肌下的面神经颈支形成神经丛。降支穿过颈阔肌分布于胸骨以上的颈部前面和侧面皮肤
浅表神经降支	内侧锁骨上神经（C3、C4）	支配向内至正中线、向下至第二肋下方和胸锁关节范围的皮肤
	中间锁骨上神经	支配第二肋平面胸大肌和三角肌表面的皮肤
	外侧锁骨上神经	支配肩部上方和后方的皮肤

（引自参考文献12）

表6-4　填充手术中需要注意的重要颈部神经

图6-5中的点	神经	分支	进针点	麻醉剂量
15	耳大神经	C2、C3	口外	0.6mL
16	颈横神经	C2、C3	口外	0.6mL

　　浅表颈神经形成升支和降支两组神经分支。表6-3总结了这些分支的解剖特点。进行浅表颈丛神经阻滞时，在胸锁乳突肌后缘的皮下层实施麻醉。

　　由于存在吻合支和分支，作者的临床经验表明，麻醉进针深度为穿透皮肤后3mm，在填充区域的后方和下方注射麻醉剂。因为从颈部到下颌的神经支配方向为向上和向前。如果医师不想对小面积的填充区进行大面积的麻醉，也可以使用这种方法。

　　表6-4总结了两种涉及美学填充的浅表颈神经的麻醉技术，图6-5显示了颈部的神经支配。

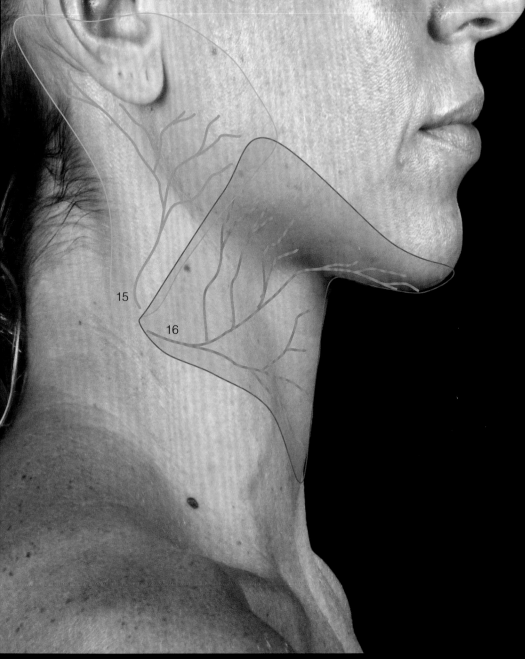

图6-5　在填充术中被阻滞的邻近颈部的下颌区域的重要感觉神经分布的大体视图。表6-4描述了这些神经。如果医师不想阻滞一个非常大的区域，可以进针至皮下3mm深度，在填充区域的后方和下方注射麻醉剂，这是因为从颈部到下颌的神经支配是向上和向前走行的

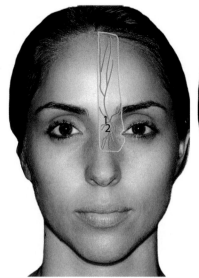

鼻根和眉间

1. 滑车上神经
2. 滑车下神经

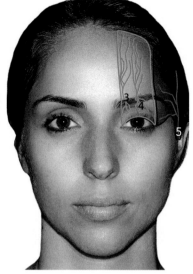

眶骨

3、4. 眶上神经内侧支、眶上神经外侧支
5. 耳颞神经

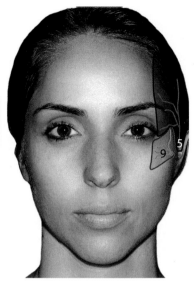

颧骨

5. 耳颞神经
9. 颧面神经

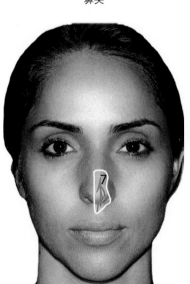

鼻尖

7. 筛前神经鼻外支

颧弓和（或）泪沟

8. 眶下神经
9. 颧面神经

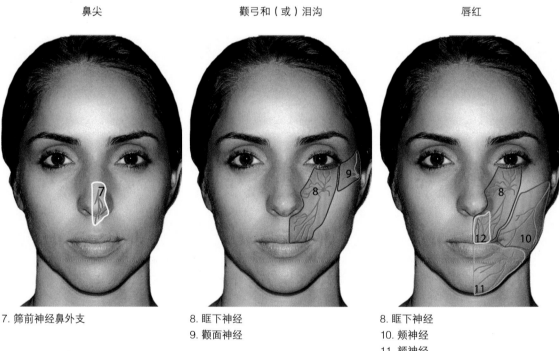

唇红

8. 眶下神经
10. 颊神经
11. 颏神经
12. 上牙槽前神经

图6-6　分别列举了填充区域、麻醉范围（彩色区域）和麻醉
神经（图下数字）

填充过程和目标神经

图6-6显示了在面部不同位置进行填充术时需要行局部麻醉的目标神经和麻醉区域。

木偶纹及下唇红

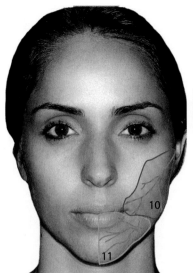

10. 颏神经
11. 颏神经

颏部：颏唇沟、外侧和基底

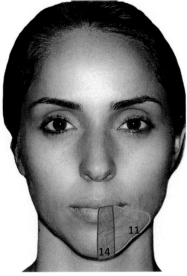

11. 颏神经
14. 下颌舌骨肌神经
注意：为了麻醉颏底部，颈横神经和下颌舌骨肌神经也应进行麻醉

人中

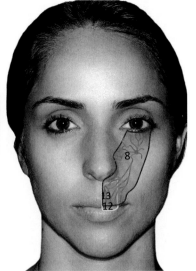

8. 眶下神经
12. 上牙槽前神经
13. 鼻腭神经

鼻唇沟/上唇（唇红）

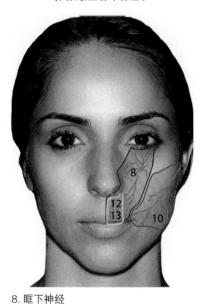

8. 眶下神经
10. 颏神经
12. 上牙槽前神经
13. 鼻腭神经

图6-6（续）

提示：为提高麻醉效果，术者可将针头穿刺至目标点，注射80%推荐剂量的麻醉剂。剩下的20%在拔除针头的过程中注射。这将促进麻醉的时间更长，因为可考虑三维空间内（左右、上下和深浅）的目标点。这将形成更有效和更广泛的麻醉。术者应该提醒患者，在拔除针头时，可能会有轻微的电击感。当较浅的神经分支接触到麻醉剂时，就会发生这种情况。

表6-5　麻醉剂及按体重计算的最大剂量

局部麻醉剂	最大剂量（每千克体重）	60kg成人需要的支数（1.8mL）	绝对最大剂量（不考虑体重）
2%利多卡因	4.4mg	7	300mg
3%利多卡因	4.4mg	4.5	300mg
2%甲哌卡因	4.4mg	7	300mg
3%甲哌卡因	4.4mg	4.5	300mg
阿替卡因	7mg	5.5	500mg
3%丙胺卡因	6mg	6.5	400mg
0.5%布比卡因	1.3mg	8.5	90mg

（基于参考文献13）

关于剂量的注意事项

　　每次计算安全麻醉的最大剂量并不取决于注射区域的数量，重要的是要考虑各区域使用的麻醉剂量的总和。计算时应考虑以下因素：

- 麻醉剂浓度：包装内制造商推荐的麻醉剂浓度（2%为20mg/mL，3%为30mg/mL）。
- 麻醉剂用量：每管预装注射器芯含1.8mL。
- 患者体重：患者应告知操作人员自己的体重，或术前称其体重。
- 按体重计算的最大剂量（每千克）：见表6-5。超过表中剂量可能会影响中枢神经系统和心脏。

血管收缩剂

　　考虑是否使用血管收缩剂也很重要。在文献中没有随机临床试验证明或评估血管收缩剂对人类真皮层和表皮层的影响。虽然作者在临床实践中会联合使用麻醉剂和血管收缩剂（总是少量使用），但仍建议谨慎使用。

参考文献

[1] Malamed SF. Manual de Anestesia Local. Rio de Janeiro: Elsevier, 2013.

[2] Piccinin MA, Zito PM. Anatomy, Head, Lips. Treasure Island, FL: StatPearls, 2018.

[3] Nardi NM, Schaefer TJ. Nerve Block, Infraorbital. Treasure Island, FL: StatPearls, 2018.

[4] Meyer TN, Lemos LL, Nascimento CNM, Lellis WRR. Effectiveness of nasopalatine nerve block for anesthesia of maxillary central incisors after failure of the anterior superior alveolar nerve block technique. Braz Dent J 2007;18:69–73.

[5] Bento LFA, Carvalho ASO, Santos EGF, Ávila EC, Mora K, Lima FJC. Inervação sensitiva dos dentes inferiores pelo nervo milohióide. https://even3storage.blob.core.windows.net/anais/79738.pdf Accessed 18 August 2018.

[6] Mostafa MF, Herdan R, Elshazly M. Comparative study of levobupivacaine and bupivacaine for bilateral maxillary nerve block during pediatric primary cleft palate surgery: A randomized double-blind controlled study. Korean J Anesthesiol 2018;71:135–140.

[7] Betz D, Fane K. Nerve Block, Mental. Treasure Island, FL: StatPearls, 2018.

[8] Radiopedia. https://radiopaedia.org/articles/anterior-ethmoidal-nerve. Accessed 10 June 2018.

[9] Dermatologia. https://books.google.com/books?isbn=8535269746. Accessed 10 June 2018.

[10] Machado A. Neuroanatomia funcional, ed 2. São Paulo: Editora Atheneu, 2004.

[11] Perisanidis C, Saranteas T, Kostopanagiotou G. Ultrasound-guided combined intermediate and deep cervical plexus nerve block for regional anaesthesia in oral and maxillofacial surgery. Dentomaxillofac Radiol 2013; 2:29945724.

[12] Netter FH. Atlas de Anatomia Humana, ed 2. Porto Alegre: Artmed, 2000.

[13] Andrade ED. Terapêutica medicamentosa em odontologia, ed 3. São Paulo: Artes Médicas, 2014.

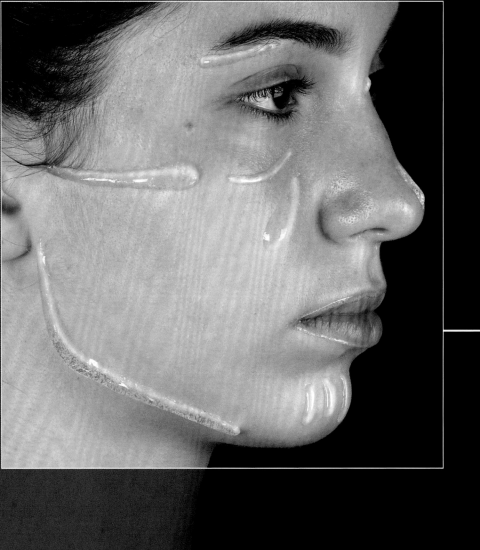

第七章

面部分区及可行的
填充治疗

肿胀

由于高质量玻尿酸具有良好的生物相容性，所以它的应用是非常安全的。然而，肿胀是所有填充剂注射后都会发生的不良反应，尤其是在泪沟区域填充时。肿胀的发生是由于凝胶的亲水性和破坏了血液和淋巴系统的循环导致的。

持续肿胀的风险可以通过多种方式使其最小化。首先，在眼周部位应用填充剂时，必须认真考虑哪种填充材料比较合适。虽然可以用于填充的产品很多，但是填充剂的选择还是需要和被注射的部位相匹配。假如在面部所有区域都使用相同的填充剂，可能会引起一些不必要的麻烦。高交联的玻尿酸适合于大剂量和深层次的注射，比如鼻唇沟和外侧颊部。但是，高交联的玻尿酸更容易导致注射部位肿胀，所以应避免在适合用低交联或混合玻尿酸填充的眼周部位使用高交联的玻尿酸。另外，我们需要注意的是在填充泪沟时，小剂量填充是治疗的关键。如果你习惯于注射大剂量的区域治疗，你会发现与填充泪沟所需的剂量大不相同，泪沟通常使用0.05～0.2mL/侧的玻尿酸就已经足够了。

注射位置

图7-1～图7-18显示了注射产品在面部不同区域应用的位置。推荐的产品以及注射使用的针头按照优先顺序进行了描述（第一、第二、第三选择）。请注意，第一选择是首选，但是其他的选择也是可以接受的。每个案例使用的剂量也是不一样的。建议进行皮下注射，注射至表皮层下3mm处；但是泪沟及睑颊沟处，建议填充于骨膜表面。这两个部位的皮肤非常薄，注射物容易显形，所以小剂量的玻尿酸填充就可以达到理想的治疗效果；大剂量的注射可能会阻断部分淋巴系统，导致反复肿胀。在这些部位应尽量避免使用亲水性的填充剂。另外，特别需要注意的是泪沟和睑颊沟区域要在骨膜上注射，这样眼轮匝肌可以使填充剂不容易显影。

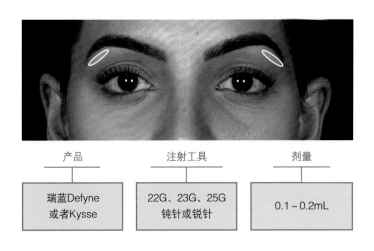

图7-1 眼眶的注射部位
- 注射部位应选择有骨性结构的地方，但不需要在骨膜上注射
- 注射深度3mm
- 注射后按摩该区域，使侧面有弯曲的弧度
- 治疗后在水平面上就可以看到眼眶外侧

产品	注射工具	剂量
瑞蓝Defyne 或者Kysse	22G、23G、25G 钝针或锐针	0.1～0.2mL

图7-2 唇红缘注射部位
- 短标记线处用锐针注射，长标记线处用25G钝针注射
- 注射层次应该较为表浅，这样效果明显
- 在唇红范围内注射
- 为了轮廓效果更好，避免按摩注射部位
- 该治疗使唇部年轻化

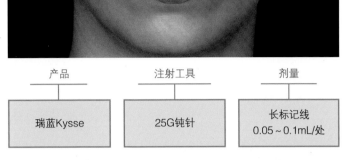

产品	注射工具	剂量
瑞蓝Kysse	25G钝针	长标记线 0.05～0.1mL/处

图7-3 唇珠注射部位
- 进针约3mm处进行注射
- 在中线处注射

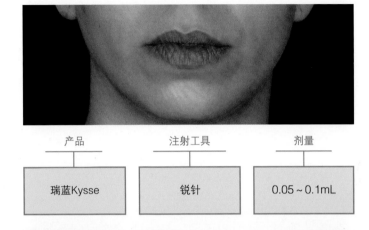

产品	注射工具	剂量
瑞蓝Kysse	锐针	0.05～0.1mL

图7-4 唇红填充注射部位
- 如果你留意到嘴唇是扁平的，可能是因为垂直方向咬合度下降导致的
- 为了效果更好，要进行深层注射（3mm），避免按摩注射部位
- 下唇的标记线可在相当于人中沟的宽度上被打断，以使中线处凹陷来对应上唇结节

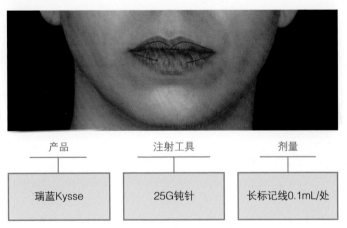

产品	注射工具	剂量
瑞蓝Kysse	25G钝针	长标记线0.1mL/处

图7-5 人中嵴的注射部位
- 贴近真皮层注射(不是真皮层内，而是非常浅的位置)
- 针尖斜面向下
- 在注射丘比特弓前应先进行人中的注射，因为人中对丘比特弓的形成有一定的影响。然后再分析是否仍需要在中线附近形成丘比特弓

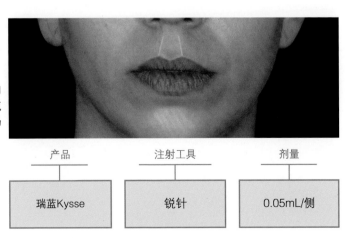

产品	注射工具	剂量
瑞蓝Kysse	锐针	0.05mL/侧

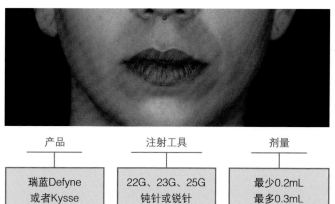

图7-6 鼻下点的注射部位
- 注射深度为3mm
- 请勿注射到鼻小柱内
- 请勿在鼻前棘处注射。因为较深层次的注射需要更多的填充剂，并且更危险，因为深层的血管比表浅部位的血管粗大

产品	注射工具	剂量
瑞蓝Defyne或者Kysse	22G、23G、25G钝针或锐针	最少0.2mL最多0.3mL

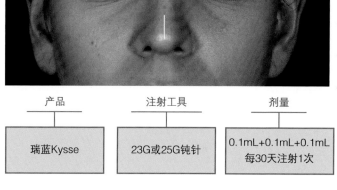

图7-7 鼻尖上的注射部位
- 对于之前因为坏死问题而接受过鼻整形手术的患者，应该谨慎对待
- 亚洲患者禁忌使用该方法，因为他们的鼻尖区域的皮肤没有足够的弹性
- 标记线的长度等于鼻翼软骨的高度加上1mm
- 鼻尖发红超过7天可能意味着注射填充剂的剂量太多。在这种情况下，下次注射时应该减少填充剂的注射剂量

产品	注射工具	剂量
瑞蓝Kysse	23G或25G钝针	0.1mL+0.1mL+0.1mL每30天注射1次

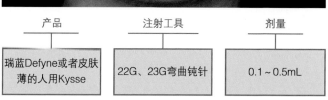

图7-8 颏唇沟的注射部位
- 钝针注射深度应为3mm
- 这种疗法可增加下唇的长度。它还可以矫正斜唇（Ⅱ类）
- 这种疗法不仅使人的面部变长，还可以平衡上唇和下唇的比例
- 这种疗法可以使下唇抬高，有助于被动地闭合嘴唇
- 这种疗法也增加了下颌和面部的协调性

产品	注射工具	剂量
瑞蓝Defyne或者皮肤薄的人用Kysse	22G、23G弯曲钝针	0.1~0.5mL

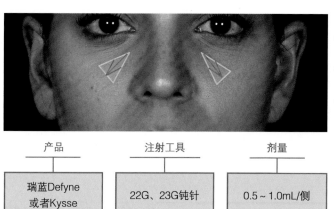

图7-9 颧骨凹陷的注射部位
- 标记三角形的填充范围，注射深度为3~4mm
- 由于眶下孔和内部有出血的风险，应避免进行深层注射
- 在该部位注射可能会加重眶下凹陷。因此，需告知患者这些凹陷可能也需要进行注射填充

产品	注射工具	剂量
瑞蓝Defyne或者Kysse	22G、23G钝针	0.5~1.0mL/侧

图7-10　下颌前沟的注射部位
- 钝针注射深度为3mm
- 建议经口外入路注射
- 该部位注射可以增加下颌和面部的协调性
- 告知患者，在治疗结束时填充剂可被触摸到，这是正常现象

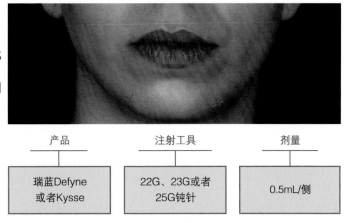

产品	注射工具	剂量
瑞蓝Defyne或者Kysse	22G、23G或者25G钝针	0.5mL/侧

图7-11　眶下凹陷的注射部位
- 注意：黑眼圈是皮肤变黑的结果，不应该使用面部填充剂治疗。填充剂仅用于注射治疗眶下凹陷
- 这是唯一需要在骨膜上进行注射的部位
- 与内眦保持5mm的距离

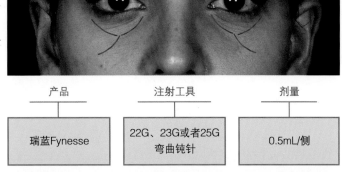

产品	注射工具	剂量
瑞蓝Fynesse	22G、23G或者25G弯曲钝针	0.5mL/侧

图7-12　鼻唇沟的注射部位
- 在使用钝针形成注射隧道后，以拉链形状进行填充（仅在比较明显的沟内）。不要把注射部位延伸到鼻翼处
- 这是初学者的首选位置，它不像其他位置（如木偶线）那么重要，但是在上颌缺陷的情况下，这个位置很重要
- 木偶纹是优先注射部位
- 在注射之前，用钝针沿着沟紧贴真皮层进行至少4次的插入和移动。它将使皮下组织更薄，以达到更好的效果
- 均匀地注射填充剂，不要在鼻唇沟的上界注射大剂量的填充剂以避免发生血管栓塞

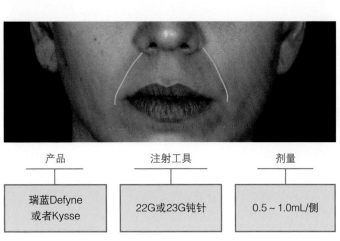

产品	注射工具	剂量
瑞蓝Defyne或者Kysse	22G或23G钝针	0.5～1.0mL/侧

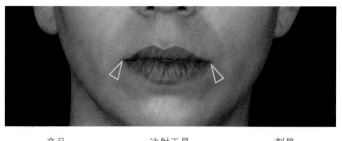

图7-13 木偶纹的注射部位
- 在某些情况下，这个区域的标记是细条状，有些则是带有小垂直线的细条（类似于拉链的形状），还有些则是三角形
- 在三角形区域内可以使用扇形注射技术进行填充
- 本疗法改善颌面部的整体协调性

产品	注射工具	剂量
瑞蓝Defyne或者Kysse	22G或23G钝针或锐针	0.3～0.5mL/侧

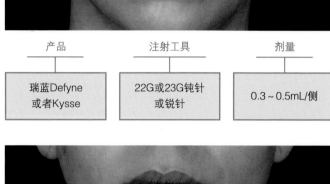

图7-14 下颌填充的注射位置
- 对于颏部皮肤有皱纹者，填充前应先注射肉毒毒素
- 在中线处注射填充剂会使面部更女性化。根据轮廓填充下颌也是一个更有效的方法。当填充剂不在中线注射时，正面观会得到改善
- 该部位注射可以使下颌缘更清晰
- 但是，它会导致颏唇沟加深

产品	注射工具	剂量
瑞蓝Defyne、Volyme或者Kysse	22G或23G钝针	1.0～4.0mL

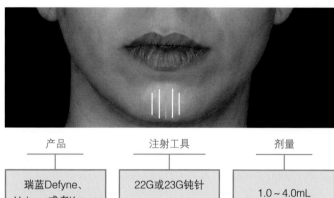

图7-15 颧弓的注射位置
- 通过触诊标记颧弓的下界
- 依据外耳道顶部和眶骨底部水平位置标记颧弓的上界
- 因此，该区域的前部更宽。如图所示，应该在这个区域注射大剂量的填充剂

产品	注射工具	剂量
瑞蓝Defyne或者Kysse	22G或23G钝针，×50mm	0.5mL/侧

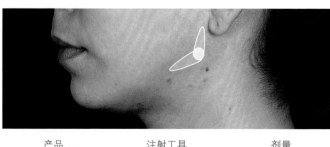

图7-16 下颌角的注射部位
- 画出患者的下颌角：用指尖（同时用4根手指）找出界线。2根手指触摸到下颌支，2根手指触摸到下颌骨底部。目的是定位骨骼并测量角度。然后标记出下颌角的骨性范围

产品	注射工具	剂量
瑞蓝Defyne或者Kysse	22G直钝针	0.5～1mL/侧

图7-17　鼻根部的注射部位
- 该部位注射可以改善鹰钩鼻的鼻外观
- 还能提高面部的女性气质
- 注意：这个注射过程有导致失明的风险。不要在中线进行侧向注射，这增加了血管受压的风险
- 钝针应位于3mm深，穿入眉间脂肪垫内

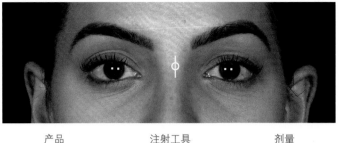

产品	注射工具	剂量
瑞蓝Defyne 或者Kysse	22G、23G或 25G钝针	0.05~0.1mL

图7-18　颏下区注射位置
- 这个区域的注射使人的面部变长，平衡了上唇和下唇的比例
- 上唇的总长度(皮肤和唇红)乘以2必须等于下唇的总长度加上1mm、2mm、3mm或4mm
- 将填充剂注射到下颌骨面，深度约3mm
- 这个区域的注射从正面角度可以减少双下颌的暴露

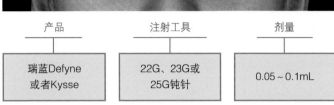
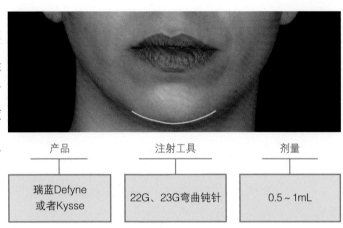

产品	注射工具	剂量
瑞蓝Defyne 或者Kysse	22G、23G弯曲钝针	0.5~1mL

面部解剖的认知

好的美学治疗取决于良好的诊断。当临床医师了解面部解剖学的3个原则——优势性、3D视觉和图像合成时，即可以做出准确的诊断。

优势性

根据这一原理，当一个大解剖结构接近一个大小正常的解剖结构时，会使后者看起来比实际小。反之亦然：也就是说，当一个小解剖结构与一个大小正常的解剖结构相邻时，也会使得后者看起来更大。例如，一个简单的比较：将一辆中型汽车停在一辆大型卡车旁边，因为卡车比普通大小的汽车大，它使普通大小的汽车看起来更小。在这种情况下，可以说卡车是场景的主导对象，从而降低了汽车的影响或重要性。

这一概念在面部解剖认知中是很重要的。以一个具有大而长的牙齿和薄嘴唇的人的正面观为例。首先，有必要确定是否需要缩小牙齿的大小或增加嘴唇容量。当牙齿大小协调时，在嘴唇上注射填充剂是一种可行的方法。这将平衡牙齿和嘴唇之间的优势，因为一个凸起的嘴唇在不改变牙齿大小的情况下可降低优势牙齿的感知，这个过程将会使面部更加和谐。另一个例子，在侧面图中一个鼻子大小正常但下颌不足的人，这一不足会改变人们对他的鼻子大小的感知，使鼻子看起来更长，即在这个患者的面部占主导地位。

3D视觉

做出良好诊断的技能与深入观察物体的能力直接相关。许多人观察一个物体时只考虑它的两个维度（即高度和宽度）。但是，感知深度这个第3个维度也是很重要的。只有这样，对物体的认知才会完整。这可以让临床医师更好地计算出需要使用的填充剂的剂量。

以一个颧骨凹陷的患者为例。在标记需要填充的部位时，一些临床医师错误地判断了需要注射的填充剂的剂量。如果所用填充剂的剂量少于所需要的量，那么原本的凹陷就得不到矫正。另一方面，如果注射的剂量比需要的剂量大，这将导致填充过量。一个考察面部特征的有用的方法是避免将每个解剖结构归类为"太大"或"太小"，而是将它们归类为"大"或"小"，"长"或"短"，"凹""平"或"凸"。

图像合成

面部分析应该基于认知几何形状的原理。这样，面部将被视为一组点、线段、平面、边缘、圆周（曲线）和角度。为了更好地诊断使用填充剂注射进行可能操作的必要性，临床医师应该寻找一些几何图形。

例如，成年人的圆脸（包括圆周、曲线、缺少锐利的线条、不清晰的轮廓和很少的平面）通常被认为更显孩子气。注射填充剂可以使面部线条看起来更直，更有轮廓感，从而形成平面。所有这些几何变化将给面部一个轮廓更分明的外观。

从光线方面来考虑面部的几何形状和皮肤填充剂注射是一个好方法。在一个区域注射填充剂时，该区域的容量会增加，因此该区域会得到更多的光线。因此，填充剂的使用可将阴影部位转化为光亮。一些数学规则可以用于图像成分分析，这在第五章中有描述。

填充治疗的示意图

制订计划是填充剂治疗的基本部分。临床医师必须记录准备注射的部位，图7-19展示了一个可以使用的模板。这个模板在治疗演示过程中也很重要，可帮助患者了解要填充区域的填充计划。

如何使用它：

QD7.1

（1）扫描二维码打开可用的图表。

（2）删除模型的基础照片。

（3）复制并粘贴要分析的患者的照片。

（4）右键单击照片，然后单击"排列"和"后置"。

（5）删除该特定患者不会进行的任何治疗。

（6）稍微调整每个部位的位置和长度，因为不同的面孔可以更大、更短、更长或更宽。要进行这些调整，请先用左键单击要注射的区域。按住控制键的同时，使用键盘上的箭头更改区域的位置。

表7-1列出了注射面部各个部位的适当剂量和推荐产品。

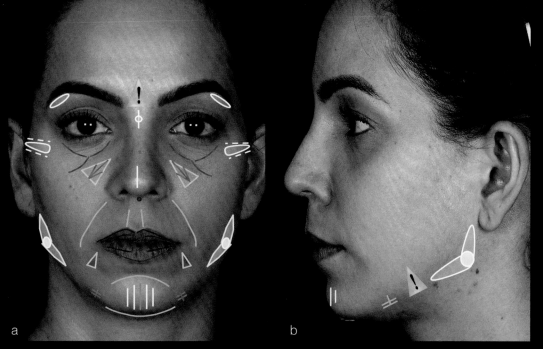

图7-19 （a）在正位图中使用填充剂的图示，显示了可以在面部进行的几种处理。三角形警示区域为眉间，这个部位有坏死和失明的风险，需要回避。（b）侧面图中，显示注射填充改善下颌轮廓的可能处理方法。三角形警示区域为下颌脂肪，这是应该回避的区域，因为它范围很大。这些图表可以通过扫描二维码获得

表7-1　面部各个部位的推荐填充剂量和产品

部位	剂量	产品
鼻根点	0.05~0.1mL	瑞蓝Kysse或乔雅登Volift
鼻基底	0.2~0.3mL	瑞蓝Defyne或Kysse或乔雅登Volift
鼻尖上	0.05~0.1mL	瑞蓝Kysse或Defyne或乔雅登Volift
人中	0.05mL/人中嵴	瑞蓝Kysse或乔雅登Volift
唇红	最大量为1支	瑞蓝Kysse或乔雅登Volbella或Volift
颊部	1~4支	瑞蓝Volyme或Defyne或乔雅登Voluma
鼻唇沟	0.5mL~1支/侧	瑞蓝Defyne或Kysse或乔雅登Volift
泪沟	0.05mL/侧	瑞蓝Fynesse或乔雅登Volbella
下颌前	0.5mL/侧	瑞蓝Defyne或Kysse或乔雅登Volift
木偶纹	0.3~0.5mL/侧	瑞蓝Defyne或Kysse或乔雅登Volift
颧颊凹陷	0.5~1mL/侧	瑞蓝Defyne或Kysse或乔雅登Volift
下颌角	0.5mL~1支/侧	瑞蓝Defyne或Kysse或乔雅登Volift
眶结构	0.1~0.2mL/侧	瑞蓝Defyne或Kysse
颧骨缺陷	0.5mL/侧	瑞蓝Defyne或Kysse或乔雅登Volift
颏下	0.5mL~1支	瑞蓝Defyne或Kysse或乔雅登Volift
口周细纹	0.5mL/侧	瑞蓝Skinbooster或Fynesse或乔雅登Hydrate
颏唇沟	0.1mL~半支	瑞蓝Defyne

眶部的调整

解剖

成年男性和女性的脸型在青春期之后就定型了，其中男性的颅骨平均比女性大8.5%，男性的体重大约比女性重15%。在青春期还观察到鼻、颅和面部的二态性，表现为成年男性面部更大，具有更突出的鼻和下颌区域，以及不明显的眶下和颧骨区域。

人的眼球位于一个骨性空腔内。这个空腔的边缘是相对规则的，除了它的上眶缘有明显的突出。女性的上眶缘更加突出。这使上眶缘轻微的弓形成为年轻人的特征之一。随着年龄的增长，上眶缘的这一突出部分可能会有一定程度的变平，在35岁左右可以初步观察到这一现象。

男性的眉脊（眉弓）和眉间更突出，而女性的眉弓和眉间平坦以及眼眶外上侧面更突出。女性额部最低位在其外侧部分突出，而男性额部最低位则在其内侧部分突出。

视觉演绎

眼眶的外上侧部分平坦，这表明女性面部老化以及男性化。另一方面，女性眶部的外上侧部分突出表明她们的面容是愉悦的。

诊断

通过正面和侧面观察患者面部，可以决定是否在眶部使用填充剂。观察眉毛外侧1/3的下部与眼睑上部的垂直距离，女性的这个距离应该明显大于男性。

方法

在眉部毛发区域（包括尾部1/3）的下方画1条直线。通过触诊，检查所画的线是否位于眶骨上。如果没有，将标记的水平方向的直线向上移动，直到填充剂有眶骨支撑，否则，注射填充的效果几乎看不见。使用22G钝针将填充剂注射至2~3mm的深度。

临床案例

图7-20显示了眼眶调整与其他部位皮肤填充治疗的结合。在标记的部位使用药物及剂量如下：

- 眶部调整：左侧眉尾处填充了两支0.1mL的Emervel Lips透明质酸（对应瑞蓝Kysse），右侧眉尾填充了0.1mL，使用22G钝针进行注射。
- 面颊部的皮肤填充剂：在每侧面颊部注射1mL瑞蓝Vital（对应瑞蓝Skinbooster）。
- 鼻唇沟：用22G钝针在每侧鼻唇沟注射0.5mL Emervel Deep玻尿酸（对应瑞蓝Defyne）。
- 唇红：用25G钝针注射0.8mL的Emervel Lips透明质酸。

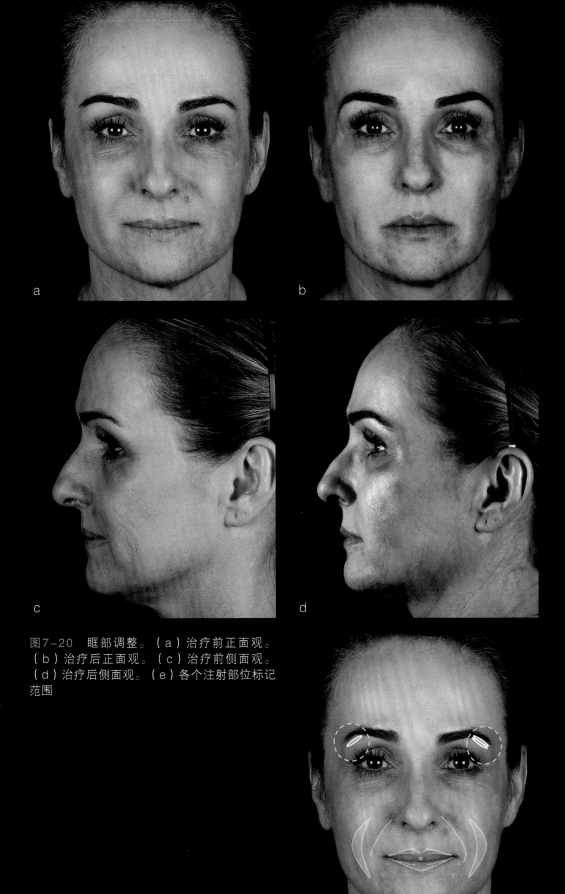

图7-20　眶部调整。（a）治疗前正面观。
（b）治疗后正面观。（c）治疗前侧面观。
（d）治疗后侧面观。（e）各个注射部位标记
范围

鼻根点

解剖

鼻根点是鼻根的最深处。虽然在该区域使用填充剂效果良好，但在鼻根部注射填充剂时应谨慎，因为此处具有错综复杂的血管和相互交通的吻合支。如果过量注射会导致血管受压，可能会使静脉血供减少或完全阻塞。为了避免发生这种严重的并发症，不要在中线外侧部分注射填充剂，那里聚集更多更粗大的血管。还应避免注射大量的填充剂以及非常稠密的填充剂。填充剂注射入血管也会影响血液供应。因此，最好使用钝针而不是锐针，从而减少这类事故的发生。面部血管的压迫和栓塞都可能导致坏死，该区域也存在损害眼睛血管的风险，并可能导致不可逆的失明。

失明的风险

虽然填充剂致盲的风险很低，但对使用皮肤填充剂的临床医师来说，对血管的解剖有深刻的认识，并了解关键的预防和管理措施是至关重要的。Beleznay等报道了98例因注射填充剂而导致视力改变的病例。致盲并发症的高危部位为眉间（38.8%）、鼻部（25.5%）、鼻唇沟（13.3%）和前额（12.2%）。自体脂肪（47.9%）是出现这种并发症最常见的填充剂类型，其次是玻尿酸（23.5%）。最常见的症状是即刻视力丧失和疼痛。大多数视力丧失的病例不能恢复。在23.5%的病例中发现中枢神经系统并发症。目前还没有发现有效治疗这种失明的方法。

视力损害是与视网膜或中枢神经系统其他区域的血管内注射物栓塞相关的一种罕见的且灾难性的不良事件，可能导致永久性视力丧失。医源性视网膜动脉阻塞（IRAO）可由顺行性或逆行性栓塞引起。引起IRAO的顺行性血栓栓塞与颈动脉支架置入术或脑动脉瘤线圈栓塞术等主要血管操作有关。它似乎比已知的视网膜动脉阻塞血栓栓塞有更大的风险。而且，在整形手术过程中意外注入小动脉的物质由于注射力较大可以逆流到对应动脉的近端，继而向远处迁移，导致眼动脉、视网膜动脉或者来自颈内动脉的任何大脑动脉分支出现栓塞。皮下注射脂肪进入血管是导致脂肪栓塞的前提条件，包括局部压力增加和组织良好的血管形成。图7-21所示的是填充剂引起IRAO的机制。

栓子可能逆行的途径取决于注射的部位。以下是各区域的动脉（图7-22）：

（1）眉间区域：滑车上动脉、眶上动脉。

（2）鼻唇沟：来自眼动脉的鼻背动脉，以及来自面动脉的角动脉和鼻外侧动脉的吻合支。

（3）颞部：颞浅动脉及其分支。

（4）眼睑：颈内动脉和颈外动脉吻合支以及内外眼睑动脉吻合支。

预防

以下几点是预防的关键：

• 了解面部血管的位置和深度。

• 钝针注射的层次位于表层和中层，避免将填充剂注射入血管及其吻合支中。

• 使用22G ~ 25G钝针。

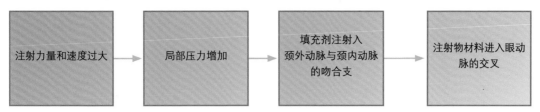

图7-21　填充剂导致医源性视网膜动脉阻塞（IRAO）的机制

```
注射力量和速度过大 → 局部压力增加 → 填充剂注射入颈外动脉与颈内动脉的吻合支 → 注射物材料进入眼动脉的交叉
```

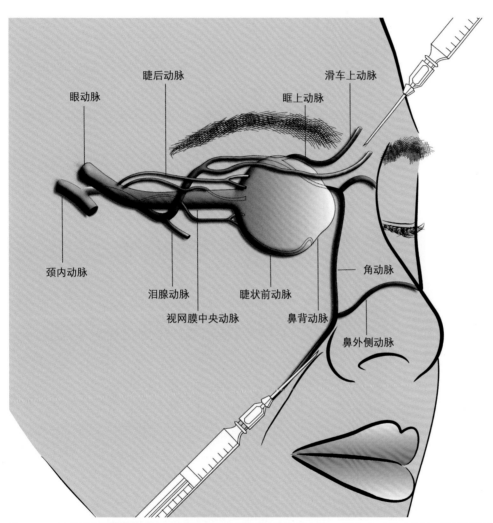

图7-22　面部和眼部的血供与面部美容填充注射部位的示意图。滑车上动脉和眶上动脉可能是眉间区逆行血流的入口。来自眼动脉的鼻背动脉、角动脉以及来自面动脉的鼻外侧动脉的吻合是鼻唇沟区域逆行血流的可能入口（经Park等许可转载）

- 以最小的压力缓慢推注。
- 考虑使用钝针，因为它们不太可能刺穿血管。
- 避免过度矫正，因为小区域注射过量的填充剂会使血管外压力过大而导致邻近血管受压。

管理策略

以下策略有助于案例管理：

- 如果患者主诉眼部疼痛或有视力改变，应立即停止注射。立即联系眼科医师或眼矫形的同事，并紧急将患者直接转到眼科。
- 如果使用透明质酸填充剂，可考虑用透明质酸酶处理注射区域和周围部位。
- 如果使用透明质酸填充剂，考虑球后注射300~600单位（2~4mL）的透明质酸酶。
- 应考虑降低眼压。达到这一目的的方法包括眼部按摩、前房穿刺术、静脉滴注甘露醇和乙酰唑胺。
- 考虑到伴随失明的中枢神经系统并发症的发生率较高，因此重要的是要监测患者的神经系统状态，并考虑在出现视觉并发症时对大脑进行影像学检查。

鼻根点的大体观

鼻根部越深，眉间看起来就越突出。如前所述，男性眉间比女性有更明显的突出度。因此，填充剂可以用来降低眉间的突出度，从而使面部看起来更加女性化。鼻根点注射填充剂也会使鹰钩鼻外观得到很大的改善（图7-23）。

在男性中，很深的鼻根部使面部看起来很严肃，这就是伦勃朗式的轮廓。这种轮廓可以通过鼻根部注射填充剂来使之变得柔和。当眉间比较突出时，眉间与前额之间会出现一条离散的线（印堂线）。因为男性的眉间更突出，所以自然而然在侧面观时，男性的印堂比女性的印堂更明显。虽然这是男性的特征，但作者不建议通过眉间注射填充剂来使眉间更突出，因为有较高的失明和坏死的风险。

诊断

观察患者侧面的照片。在没有事先进行图片分析的情况下做出诊断是不明智的。

注射技巧

在鼻根上画一条短的垂直线。这条线的中间应该在鼻根的最深处。通过观察患者的正面图和侧面图来确认标记。如果在破皮针取出后发现大量或搏动性出血，应中断注射，不要插入钝针。应该安排患者在第二天进行注射。下一次注射应在标记的另一端进行，因此不要进入之前试过的同一点，而应在另一端进行。

用22G钝针将填充剂注射到皮下2~3mm深处的眉间脂肪垫内，脂肪垫能够容纳填充剂而不会对注射造成太大压力。每次用量不得超过0.1mL。如果标记的区域需要的填充剂超过0.1mL，等待30天后再注射更多的填充剂。

临床案例

图7-23显示了鼻根和唇红的皮肤填充剂注射。应用填充剂及剂量如下：

- 鼻根部：使用22G钝针一个点注射0.05mL Emervel Lips。
- 唇红：使用25G钝针注射0.9mL Emervel Lips。

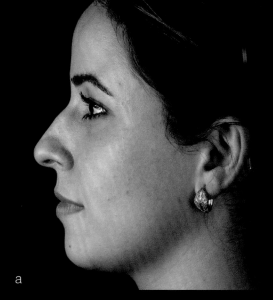
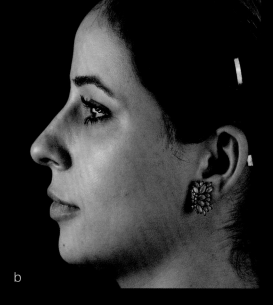
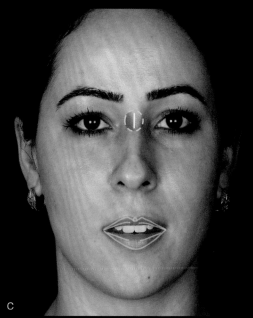

图7-23 鼻根部填充治疗。（a）治疗前侧面观。（b）治疗后侧面观，注意鹰钩鼻形状有明显改善。（c）注射部位标记（在治疗后照片上标记）

颧弓部调整

解剖

　　颧骨位于中面部。它与上颌骨、额骨、蝶骨和颞骨相连。它由两部分组成：①后部呈拱形（颧弓）。②前方颧骨支撑眶外侧，其形状像向下的箭头。颧弓的存在使面部侧面突出，这是年轻人的特征。

大体观

颧骨在解剖学上对面部美学很重要，因为它有助于在正面图和侧面图中定义面部。在正面，突出的颧弓增加了中面部的宽度。当它推动软组织从一边到另一边时，在它上面的颞区有一个轻微的凹陷，在下面的颊部有一个轻微的凹陷。颧骨上面的凹陷较浅、较短，而下面凹陷较深、较长。从侧面看，颧骨形成的突起在颊部形成阴影，而颊部位于咬肌最薄的部位。它是一块泪珠状的肌肉，近颧骨处较窄（约10mm厚），而在近下颌骨处较宽（约20mm厚）。

注意事项

- 双侧颧弓之间的距离和双侧下颌角之间的距离相差越大，脸越明显地表现为三角形，这是女性的特征。男性更多的为方脸。
- 颧骨弓处的突起可表现出快乐，也显得这个人很瘦。在正确的位置使用面部填充剂会让患者看起来更苗条。
- 颧骨弓侧凸不明显的圆脸看起来更孩子气。
- 颧骨弓侧凸不明显的平坦脸显得衰老，并且看起来可能显得面部太长。
- 根据Arnett和Bergman的研究，女性的颧骨间距比男性大5%，与面部的长度成比例（见第五章）。因此，在颧骨区域使用填充剂对美化女性面容很重要。

诊断

颧骨凹陷可在颧弓处注射填充剂、去除颊脂垫（双颊切除术）或两者并用来治疗。在决定采用哪种方法之前，临床医师应该确定是否需要手术切除颊脂垫，因为这种手术的适应证比较少见。在大多数要求去除颊脂垫的患者中效果较差，这是因为颊部脂肪垫位于咬肌深部；这意味着当脂肪垫被去除时，咬肌继续支撑颊部区域，使其效果不是很明显。

当颊脂垫非常大时，它所占的面积就超过了咬肌和颊肌。它在咬肌的前缘继续向颊部延伸。为了做出诊断，医师应该要求患者闭上牙齿、面无表情，同时用食指在患者脸上轻敲几下。如果皮肤下有波纹，患者可能适合通过手术切除这个脂肪垫。然而，还是应该进行一次口腔内检查，因为一块大的脂肪垫使颊肌向外侧延伸到下颌支，会导致颊部轻微隆起。这会在颊部形成一条白线，称为咬合水平上的白线。

另一个需要考虑的问题是，在咬肌非常粗大的情况下，经常伴有磨牙症，它会压迫颊部脂肪垫，促使其向颊部延伸。当这种情况发生时，应注射肉毒毒素使肌肉保持在正常的大小范围内。

做出在颧骨弓处使用填充剂的决定，应该通过观察患者的正面和侧面的照片来判断。理想情况下，双侧颧弓之间的距离应该大于双侧下颌角之间的距离。在颧弓区域使用填充剂会使其更加突出，也会增加双侧颧弓之间的距离。

填充技术

要求患者保持嘴巴微微张开，以保持咬肌放松。食指放在颧弓下缘的正下方。用

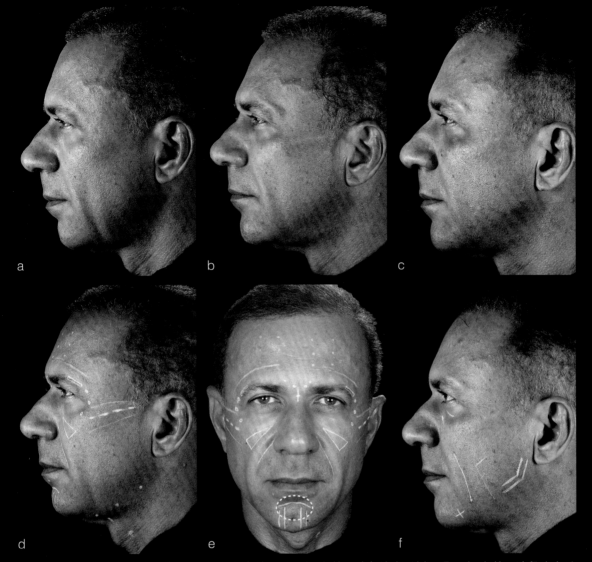

图7-24　颧弓和颏唇沟的调整。（a）治疗前侧面观。（b）第一阶段治疗后侧面观。（c）第二阶段治疗后侧面观。（d、e）第一阶段注射区域标记，圆圈标记的是肉毒毒素注射区域。注意颏唇沟的正确标记。（f）第二阶段注射区域标记。患者面部的字母F对应的是静脉和面部动脉，这里需要特别注意

手指作为尺子，在患者一侧面部画出颧弓的下界。在对侧进行同样的操作。将右手食指固定在患者左侧面部，检查左、右两边的水平高度是否正确。然后将另一枚食指固定在患者另一侧面部，并从正面观察两个水平高度。颧弓下缘的标记只是作为画填充线的参考。然后，在颧弓最大的侧凸处，画一条与第一条平行的线。在正面图和侧面图中，验证第二条标记线的位置是否正确。之后，擦掉第一条标记线。使用22G钝针（50mm长）将填充剂注射于皮下3mm深处。

临床案例

图7-24为通过皮肤填充剂来进行颧弓和颏唇沟的调整。治疗分为两个阶段。在治疗的第一阶段，填充剂注射与肉毒毒素注射联合进行。在标记处的部位应用填充剂及剂量如下：

- 颧弓：使用22G钝针每侧一条注射0.3mL瑞蓝Defyne。
- 鼻根：使用22G钝针注射0.15mL瑞蓝Defyne。
- 眼眶部：使用22G钝针每侧注射0.15mL瑞蓝Defyne。
- 颧部：每侧注射0.15mL瑞蓝Defyne。
- 下颌：使用22G钝针注射1mL瑞蓝Defyne。
- 颏唇沟：使用22G钝针注射0.5mL瑞蓝Defyne。
- 鼻唇沟：使用22G钝针每侧注射1mL瑞蓝Defyne。

　　填充剂治疗的第二阶段主要集中在脸颊和下颌区域：
- 颧部：使用22G钝针每侧注射0.3mL瑞蓝Defyne。
- 鼻根部：使用22G钝针注射0.2mL瑞蓝Defyne。
- 颊沟：使用22G钝针每侧注射0.5mL瑞蓝Defyne。
- 下颌角：每侧注射1mL瑞蓝Defyne。
- 下颌前沟：使用22G钝针注射0.3mL瑞蓝Defyne。
- 下睑凹陷：使用25G钝针注射0.2mL瑞蓝Fynesse。

颏唇沟

　　颏唇沟是界定下颌与下唇的界线沟。它是水平方向弯曲的。在这种情况下，患者表现出颏唇沟较深，同时需要用填充剂填充下颌，那么填充剂必须在颏唇沟处注射，因为下颌治疗会使颏唇沟更深。对于本例患者，先使用一支22G的针（0.70mm×25mm）进行皮下3mm分离术。针的来回移动可以最小限度地避免凝胶积聚在颏唇沟中。皮下分离后，我们使用了22G的曲形钝针沿着标记线注射了0.5mL的填充剂。结果，褶皱变得更浅，形状变得更平滑。

　　在颏唇沟内注射填充剂可使下唇与下颌之间更加协调。在Ⅱ类患者中，下颌内缩，下唇趋于微张、倾斜和向前突出。当下唇太倾斜时，在这个凹槽中使用填充剂有助于使下唇变平。

眶下凹陷

解剖

　　根据形成原因、解剖特征和外观，需要明确眶下沟和眶下凹陷的定义和分类。眶下沟（GIR）是指眼眶下边缘在睑颊交界处的一条窄沟，而眶下凹陷（HIR）是指眼眶下部的一个凹陷区域。通过观察可以发现患者可能同时存在眶下沟和眶下凹陷。

　　眶下沟根据不同的解剖特征可以分为泪槽、睑颊沟和鼻颊沟（图7-25）。
- 泪槽位于眼睑–颊部交界处的眶缘下2～3mm处；它存在于眼轮匝肌的睑部和眶部的交界处，这个交界处也恰好对应于颧脂肪垫的上缘。
- 睑颊沟位于以瞳孔中线为基准的眼睑–颊部外侧交界处，而泪槽位于瞳孔中线内侧的凹槽。
- 鼻颊沟与眼轮匝肌的下边缘位置相对应。

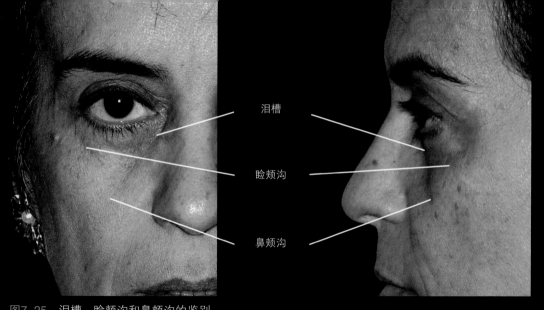

泪槽

睑颊沟

鼻颊沟

图7-25 泪槽、睑颊沟和鼻颊沟的鉴别

所有这些眶下沟都是由眶内脂肪或眶下脂肪疝出、皮肤和皮下脂肪萎缩、眼轮匝肌眶部收缩和颧弓骨吸收引起的。

大体观

眶下凹陷是面部骨骼化特征的一部分，因为它类似于眼球在眼眶内凹陷，使患者看起来很苍老。凹陷越深，得到的光线越少；因此，当填充饱满时，皮肤上得到的光线较好，使人看上去变得年轻。

诊断

对眶下凹陷的最佳评估是通过位于头部上方的光源观察患者的面部、正侧面照片（"淋浴技术"）。应避免在患者醒来后立即进行临床检查，因为有些人醒来时眼睛会有些肿胀。了解黑眼圈和凹陷的区别是很重要的。当没有凹槽或凹陷时，使用填充剂治疗黑眼圈是错误的。在这种情况下，使用填充剂不仅不会使皮肤变白，而且会导致眼睛下方出现异物堆积。在颧骨区域使用填充剂对鼻唇沟的改善特别明显。

注射技巧

观察这3个凹槽的位置，并在患者的面部画出每一个凹槽，以标记注射的区域。通过触诊检查标记处是否与下方的骨骼相匹配。如果没有，效果可能不好。因为眼睛下面的皮肤很薄，所以建议将填充剂注射到肌肉平面深处，也就是填充于骨膜上。通过这种技术，眼轮匝肌可用来遮挡填充剂，避免结节显现。

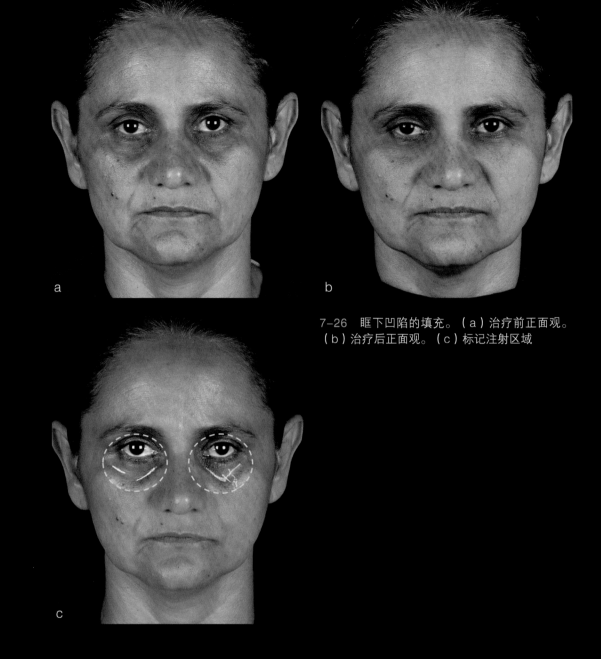

7-26 眶下凹陷的填充。（a）治疗前正面观。（b）治疗后正面观。（c）标记注射区域

使用25G钝针将填充剂注射至骨膜上。建议使用不太吸水的填充材料。如果操作者使用吸水性填充剂填充眶下凹陷，可能会导致肿胀。

临床案例

图7-26为1例眶下凹陷的填充治疗案例。泪槽和睑颊沟处理如下：

- 泪槽：使用25G钝针注射，每侧一次注射0.05mL Renova Fill。
- 睑颊沟：使用25G钝针注射，一次注射0.05mL Renova Fill。

颧部凹陷

解剖

人类眼球位于一个骨腔内。颧部凹陷区域外侧达下颌骨外侧，与鼻子的梨状孔相连，内侧达颧骨，在下眶缘以下。在这个区域，上颌骨凹陷，是上唇提肌和口角提肌（就在眶下孔下方）起始点附着的地方。皮肤表面凹陷给人的感觉不美观。第二前磨牙上的牙槽突到眶下缘的距离为30~49mm，平均为39.2mm。

大体观

随着年龄的增长皮下组织量逐渐流失，这种凹陷会变得明显。颧部凹陷暗示着衰老、体重过度下降和一张"疲惫的脸"。另一方面，颧骨区域规则且轻微凸起则给人一种愉悦的感觉。在这一区域，女性颧骨比男性颧骨显得更突出。

对于侧面观凹陷的上颌水平位置缺陷的患者，在颧骨区域注射填充剂可以降低下颌的视觉优势。用填充剂注射填充颧骨区域可以使颧骨的轮廓由凹变为凸。填充剂应注射在人中柱、鼻下点（鼻唇角）、上唇（外翻）和鼻唇沟处。通过这种方法，整个面部中间1/3的位置都得到了提升。不推荐注射填充剂使下唇外翻和扩充下颌，因为它们会更加凸显中面部凹陷的外观。

诊断

颧部凹陷可能是面部老化的结果，但也可能和与年龄无关的上颌骨水平缺陷有关。在这些病例中，建议由口腔颌面外科医师进行评估。如果患者不想做手术或不能忍受手术，可以在上颌骨这个区域进行注射填充。

通过观察患者的侧面照片，可以更好地分析需要填充的颧部区域。如果颧部区域是平坦的，甚至是凹陷的，将会有更少的光反射导致该区域呈现阴影。

注射技巧

需要注射填充剂的区域可以通过绘制倾斜45°等腰三角形（即两条边长度相等的三角形）来标记。三角形的两条相等的边应该位于凹陷区域的内外边界，并且不应该用填充剂处理（图7-27e）。三角形的底边不应画在颧骨下界水平的延长线上。三角形的顶点应指向内眦。使用22G钝针在三角形内皮下3mm的深度注射填充剂。

另一种方法是使用口内入路，将填充剂注射在深层骨膜上。但是，不推荐采用这种技术，原因有以下3个：①口内入路可能将细菌从口腔带到皮下组织。皮肤入路更容易达到无菌效果。②钝针或锐针可能会损伤眶下孔的血管和神经，引起并发症和（或）术后并发症。③深层填充剂需要注射更大的剂量，因为凝胶必须将深层脂肪层、肌肉组织层和表层脂肪推向真皮层及表皮层。在脂肪层表面注射填充剂时，只需要提起真皮层和表皮层。

新面部密码 皮肤填充剂全方位注射攻略

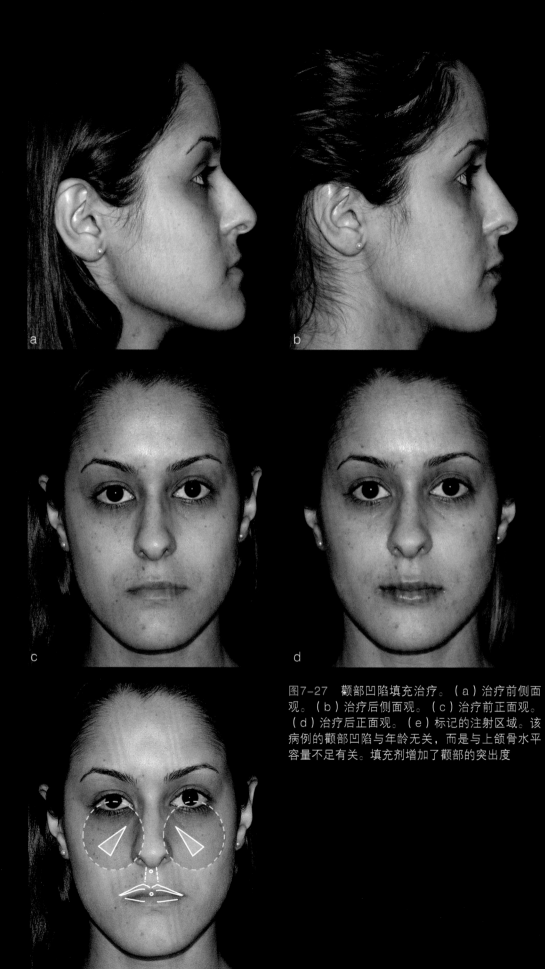

图7-27 颧部凹陷填充治疗。（a）治疗前侧面观。（b）治疗后侧面观。（c）治疗前正面观。（d）治疗后正面观。（e）标记的注射区域。该病例的颧部凹陷与年龄无关，而是与上颌骨水平容量不足有关。填充剂增加了颧部的突出度

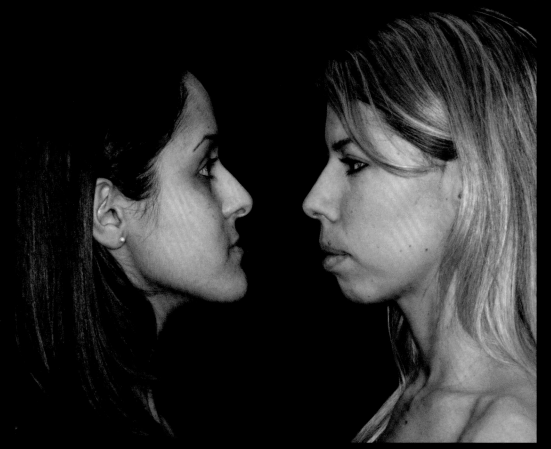

图7-28　两名患者侧面对视的照片。左侧患者的上颌骨水平容量不足，即为凹陷。右侧的患者下颌骨水平容量不足，即为凸形轮廓

临床案例

图7-27显示了1例在多处使用透明质酸填充剂治疗颧骨凹陷的病例：

- 颧部：使用22G钝针每侧注射1mL瑞蓝Perlane（对应瑞蓝Defyne）。
- 人中嵴：使用锐针每侧注射0.05mL瑞蓝Perlane。
- 唇红：使用25G钝针注射0.6mL瑞蓝。

图7-28中突出显示了颧骨凹陷对侧位容貌轮廓的影响，它将该患者的侧位容貌与水平下颌缺陷患者的侧位容貌进行了比较。

下颌填充（隆颏）

解剖

下颌骨是位于面部最前面、最坚硬的活动骨。下颌的上界是皮肤的颏下唇沟，它与B点（B'）重合。它的下界在正面观或侧面观是颏下点（Me'）。它的外侧边界是与颏结节相重合的颏外侧点（Mel'）。

下颌骨最大的外侧突起是下颌角点，前面最大的外侧突起是颏结节。

大体观

颏结节是一种明显的骨突起，它将下颌的皮肤向前推造成不连续的隆起；这是面部美学的一个重要的平衡点，尤其是在正面。随着年龄的增长，下颌会向前上方向旋转，这可能是由于咬合时垂直方向维度的减小造成的。在这些情况下，重要的是恢复这个尺寸，并将填充剂注射到嘴唇，以减少颏部的突出度。在颏下区域注射填充剂也可以增加下颌下方的容量，减少水平向前的突出。另一方面，一些患者可能会出现与年龄无关的结构性问题（如下颌水平容量不足）。在这些患者中，下颌不能平衡鼻子的水平突出度，使得鼻子看起来比实际长。最好在侧面的照片中画一条垂直线对此进行评估（见第五章）。

下颌容量小使人显得脆弱、鼻子过长、幼稚。另一方面，规则的下颌具有正常突度显得人有力量并可以使鼻子显得没那么突出。用填充剂抬高下颌可以使鼻子显得不是很长。除了矫正该区域水平投影的缺陷外，填充剂还可以改善下颌轮廓的清晰度。

诊断

下颌的水平缺陷通常是遗传的结构性缺陷。在这些病例中，建议由口腔颌面外科医师进行评估。在存在功能问题如咬合不正和气道不足等情况下，应该考虑通过手术治疗。然而，在排除手术禁忌或者没有相关功能问题后，如果患者拒绝手术治疗，可以通过注射填充剂延长下颌。通过观察患者侧面的照片，可以很好地分析患者是否需要隆下颌。如果下颌有缺陷，颈部皮肤的支撑就会减少，导致颏下区域不美观。在这种情况下，注射填充下颌可以拉伸颏下区域的皮肤，减少皮下组织的堆积。

注射技巧

确定填充剂注射区域的界线。应该在颏唇沟上画一条线，这是下颌的上界。注射部位的宽度应该比鼻子宽，比嘴窄。这个外侧界线与颏结节相吻合。下界应该是颏肌进入皮肤的部位，并且超过该点。

应画几条垂直线：第一条线应与中线相匹配，然后在下颌两侧各画4条缩小的线（图7-29c）。向中线注射填充剂可以增加下颌的突出度，让下颌看起来更圆滑。另一方面，填充剂只能注射在侧线上，这样会使下颌看起来更方正，从而导致中线略微后缩。这是通过填充剂对下颌进行塑形的两种可能的方法。

在这种操作中，使用22G或23G钝针注射入3mm深的地方，按照画好的线注射填充剂。另一种注射方法是使用口内入路，但不推荐使用这种技术，原因与前面"颧部凹

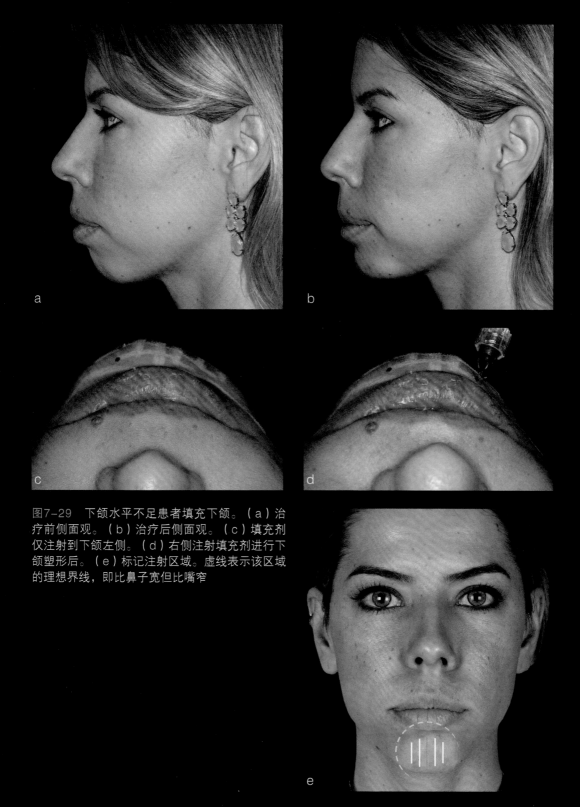

图7-29 下颌水平不足患者填充下颌。（a）治疗前侧面观。（b）治疗后侧面观。（c）填充剂仅注射到下颌左侧。（d）右侧注射填充剂进行下颌塑形后。（e）标记注射区域。虚线表示该区域的理想界线，即比鼻子宽但比嘴窄

陷"中所述的相同。

临床案例

图7-29显示了下颌水平不足的患者使用填充剂进行下颌扩容。使用22G针头将2.0mL的瑞蓝Perlane注射到下颌。

鼻唇沟

解剖

鼻唇沟是一种起于鼻翼软骨水平并斜行向下，到颊连合水平的线性凹陷。鼻唇沟是一条曲线。在年轻人中，这种褶皱通常只在微笑时出现。然而，随着年龄的增长（大约28岁），它就会变成静态皱纹。也就是说，由于肌肉作用以及皮下组织的脂肪量自然减少而变得可见。由糖尿病或抗逆转录病毒药物引起的脂肪营养不良也会使这种皱褶变得更加明显。

大体观

静态的凹槽使人显得苍老。鼻唇沟是老年患者最想要填充治疗的部位之一。然而，由于鼻唇沟非常普遍，与更年老的年龄段出现的木偶纹或颧部凹陷相比，它通常不是治疗的重点。虽然鼻唇沟并不是临床医师优先考虑的治疗区域，但患者觉得鼻唇沟是一条较长的凹陷，严重影响美观，通常要求填充治疗。这种凹槽减少了唇红的视觉优势，在微笑时由于肌肉参与面部表情动作而使鼻唇沟变得更深。当注入填充剂使褶皱变平时，它能使面部焕发青春。

诊断

鼻唇沟理想的治疗方法是在面部没有任何肌肉活动的情况下出现皱褶的第一时间对其进行早期治疗，以防止其变为静态皱褶。放大镜可以用来帮助诊断，可以为患者提供早期治疗，并且应该跟患者很好地解释早期治疗的原因，因为患者不能看到这种预防性治疗的效果。晚期诊断的情况下，鼻唇沟已经是静态的，则有必要诊断鼻唇沟的深度，并将其分类为浅或深。这种诊断可以通过用食指和拇指垂直于凹槽方向按压两侧皮肤来完成。如果凹槽消失了，就是浅的，容易处理；但如果凹槽仍然存在，则将其归类为深的，需要通过更复杂的方法治疗，且效果较差。

在鼻唇沟使用填充剂的需求可以通过观察患者的正面照片来分析，最好是使用光线在患者头部上方并照向患者面部的技术（"淋浴技术"）。也可以进行当面评估，但还是建议进行照片分析。

注射技巧

较浅的凹陷可以以长条状将填充剂注射至鼻唇沟约3mm的深度；较深的凹陷可能需要额外的横向短距离注射，甚至皮下分离注射。如果需要进行皮下分离注射，应在相同的深度（3mm）进行注射，最好使用22G钝针，该钝针也可用于填充。重要的是要避免钝针或锐针多次左右晃动，以防止使鼻唇沟两侧的皮下组织被剥离开从而引起填充皱褶以外区域有填充剂堆积，这将导致不良后果。如果操作不当，会导致皮肤非常疏松、填充过量而使填充剂大量堆积。

一般来说，深鼻唇沟填充后不会消失，但会变得柔和。应该事先向患者说明，这样做的目的是改善凹陷，而不是消除凹陷。

注射填充剂的区域可以通过画一条与凹槽相匹配的标记线来界定。如果凹槽有曲线，则在注射填充剂之前使钝针同样弯曲。

用一根22G钝针在3mm深度沿画出的线对鼻唇沟进行长条状注射。如果填充剂被注射到这条线的外侧，凹陷则变得更深。

鼻唇沟的最深处通常是它的上界。因此，许多临床医师倾向于在这个区域注射大量的填充剂。然而，由于角动脉（面部动脉的一个分支）位于鼻骨与上颌骨的交界处，应该避免这种大剂量注射和深部注射的方法。栓塞和（或）压迫角状动脉可导致鼻部皮肤坏死，其原因是注射的填充剂阻塞了提供鼻翼血供的鼻外侧支。由于它与鼻背动脉在内眦水平上吻合，逆行的栓子可以栓塞鼻背动脉。此外，重要的是要考虑到在内眦水平角动脉与眼动脉吻合，填充剂进入眼动脉可能导致失明。

木偶纹

我们应该明白治疗木偶纹比治疗鼻唇沟更重要，因为鼻唇沟在30岁左右的年轻人中就已经出现。然而，木偶线通常出现在50岁以上的患者。因此，非专业人士认为木偶纹是比鼻唇沟更明显的衰老标志。木偶纹可以用与鼻唇沟大致相同的方法来处理。

临床案例

图7-30显示的是一名女性患者存在与其年龄相符的鼻唇沟和木偶纹。在填充剂治疗之前，注射肉毒毒素可以矫正下唇和眉毛的不对称，并解决不能用填充剂修复的面部老化问题（图7-30a~c）。注射肉毒毒素的部位如下：

- 枕额肌：左侧枕额肌注射6个点，右侧枕额肌注射7个点，一共注射2U。
- 眼轮匝肌：两侧各注射1个点，一共注射2U。
- 眉间：3个点，共注射3U。
- 口轮匝肌：4个点，共注射1U。
- 下唇降肌：左侧注射1个点，注射2U；右侧注射1个点，注射1U。

矫正面部不对称后，在列出的位置注射填充剂（图7-30f）：

- 鼻唇沟：使用锐针每侧注射1mL瑞蓝Perlane。
- 唇红：使用锐针在整个唇红注射0.6mL瑞蓝Perlane。
- 颏唇沟：使用锐针在整个区域注射0.4mL瑞蓝Perlane。
- 鼻唇角（鼻下点）：使用锐针注射0.4mL瑞蓝。
- 睑下凹陷：使用锐针在每侧眼部注射0.05mL瑞蓝。
- 木偶纹：使用25G钝针在每侧注射0.3mL瑞蓝Perlane。

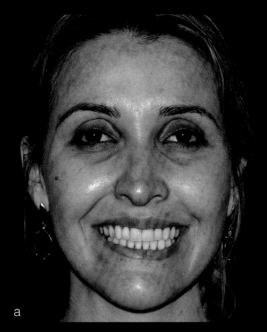
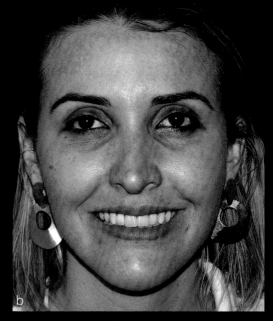
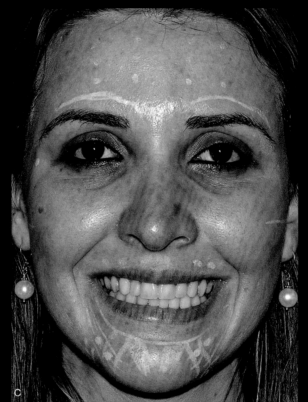

图7-30　鼻唇沟和木偶纹的填充治疗。（a）治疗前的微笑。注意下唇不对称，下唇露牙龈微笑，眉毛不对称。（b）注射肉毒毒素治疗后微笑，已矫正不对称和露牙龈的微笑。（c）标记的注射区域。（d）正面图：肉毒毒素治疗后，填充剂治疗前。（e）正面图：填充剂处理后。（f）标记的注射部位。（g、h）填充前后的侧面图。填充剂的使用使鼻唇沟平滑，消除了木偶纹。（i）木偶纹周围区域的划分。填充剂应使用22G或23G钝针注入。理想的深度是3mm。如果在治疗结束时没有观察到良好的效果，可以进行皮下分离后注射填充剂。患者应该被告知皮下分离通常会引起淤青

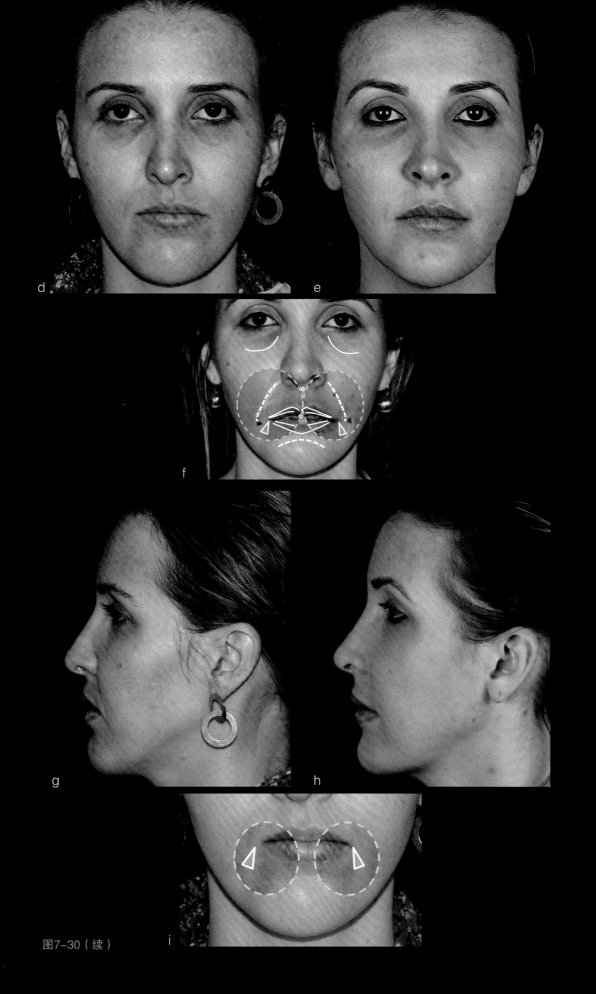

图7-30（续）

鼻下点

解剖

鼻下点是鼻中隔和上唇的交界处。它是鼻小柱的末端和人中沟开始的地方。从侧面看，鼻小柱和人中柱是直的，可以观察到在这两条线的连接处形成了一个角，即鼻唇角。与白色人种相比，亚洲人和非裔人的鼻唇角更小。

鼻小柱是支撑鼻尖皮肤和软骨的一部分，从两个鼻孔之间穿过。它在正面图中可见，但主要在侧面图中可见。此外，理想的位置应该比鼻翼下缘低2~3mm，以达到美学上的要求。如果鼻小柱不可见，则称为鼻小柱回缩或隐匿性鼻小柱。在鼻下点注射填充剂可以降低鼻小柱的水平，使其更明显，从而更美观。

人中的动脉供应来自人中的中央动脉，人中的左、右侧上升动脉和人中的左、右副动脉所形成的弓。值得注意的是，这个动脉弓位于口轮匝肌的上方。上唇动脉位于口轮匝肌的深处，发出穿支到达皮肤。Garcia de Mitchell等在尸体标本上进行的解剖研究表明，在口轮匝肌表面存在一个脂肪室。这个脂肪室是注射的目标部位。

大体观

男性和女性轮廓的一个细微差别是鼻唇角。女性的鼻唇角为95°~105°，而男性的鼻唇角为90°~95°。因此，使面部更女性化的方法之一是在鼻唇角注射填充剂，使其更开放。回缩的鼻小柱使鼻子看起来更宽、更下垂，而可见的鼻小柱使鼻子看起来更窄、更挺拔，并使上唇看起来更美观。

临床医师应该考虑在鼻下点使用填充剂的主要目的不是抬高鼻尖，而是增大鼻唇角。如果主要目的是抬高鼻尖，也有必要在鼻尖上注射填充剂。这种在鼻尖上注射的方法比在鼻尖下的注射方法更危险。

诊断

鼻唇角在下列情况下可能小于平均角度：

- 随着年龄的增长，由于上颌骨前壁的退缩，这个角度趋于减小。
- 在上颌水平容量缺陷的患者中，鼻唇角往往更小，因为鼻前棘呈回缩状，对鼻小柱的支持较少。口腔颌面外科医师可以研究这个病例，并查看最好的治疗方法是手术还是在这个区域使用填充剂。
- 上颌前牙的水平突出也可以减小鼻唇角。这可以通过分析侧面照片和微笑时的整个面部照片来判断。
- 如果在微笑时，鼻尖下降很多，这可能是由于鼻中隔降肌过度运动造成的。在这种情况下，最理想的治疗方法是注射肉毒毒素来放松肌肉。

鼻唇角处的注射量应加以限制。这个角度不应该与上唇的唇红处于同一水平的位点上。从侧面看，鼻唇角应该在上唇唇红后方。鼻唇角可以用一张侧面的照片来测量，用PowerPoint或Keynote等软件在鼻小柱和上唇皮肤上画出切线进行测量。

增大鼻唇角，除了通过使鼻下点的皮肤向前突出外，还可以通过稍微抬高鼻尖，并

注射前　　　　　　　　　　　　　　　　注射后

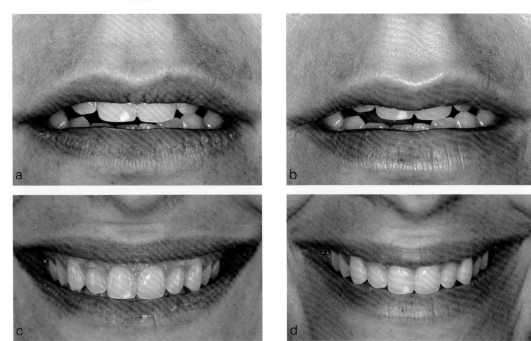

图7-31　上唇在填充剂处理前（a、c）和填充剂处理后（b、d）鼻下点处的水平位置。（a、b）上唇水平静止不闭合，无肌肉活动。（c、d）微笑时上唇的水平位置。注意上唇的水平位置下降，在休息和微笑后的填充剂治疗。还要注意使鼻唇沟水平平滑

降低上唇的水平方向高度来达到。这种方法减少了上颌前牙在休息和微笑时的外露程度（图7-31）。因此，本手术仅适用于微笑时显露出少许牙龈的患者。

前庭较深的患者可能会在上唇人中沟水平的皮肤上形成水平的褶皱。这是因为在微笑时，嘴唇紧贴着凹陷的骨头，而皮肤被折叠。在鼻下点注射填充剂可以减轻褶皱，甚至阻止褶皱的形成，也可以防止其变成静态褶皱。

注射技巧

在上唇皮肤的水平褶皱处及在人中沟的水平和垂直方向上使用填充剂是没有必要的。在鼻根点使用填充剂会稍微限制上唇在微笑时的运动，从而防止人中皮肤产生皱纹。

填充剂可沿骨膜深入鼻下点或在浅层注射（3mm深）。浅层注射填充剂有以下优点：

- 它不影响口轮匝肌和鼻中隔降肌的功能，因为填充剂位于这些肌肉的上方。
- 所需要的填充剂体积更小，因为在这个深度填充剂不需要把肌肉填充起来，只将真皮层和表皮层撑起即可。
- 填充剂注射在相对于较细小血管的浅层。面部所有区域的深层血管通常都比较粗大。在这个深度，上唇动脉（面部动脉的一个分支）向鼻部分出鼻中隔支和鼻翼支。

然后通过使用22G钝针定位鼻唇角平分线，将填充剂注射于鼻下点，钝针应保持稳定（3mm深）。因此，坏死的风险很低。注射剂量不应超过0.3mL。

应该向患者解释，当使用填充剂注射鼻下点时，预期的结果应该是增大鼻唇角，而不是抬高鼻尖。为了抬高鼻尖，填充剂还应该注射在鼻尖上。要处理的区域可以通过在唇小柱界线处画一个点来划定。

临床案例

图7-32显示了鼻下点填充剂的注射。在列出的区域应使用的填充剂及剂量如下：

- 鼻下点：使用25G钝针注射0.3mL Emervel Deep。
- 唇红：使用25G钝针注射0.3mL Emervel Lips。

鼻尖上

解剖

鼻尖上是指鼻子上沿面部中线略高于鼻尖的区域。外侧界线是由鼻翼上折痕形成的。鼻子的这一部分触摸时可以移动，它由鼻翼软骨和侧鼻软骨支撑。这两个软骨一起构成了上鼻尖的上限。当鼻翼软骨的水平方向高于侧鼻软骨时，在它们之间形成一个台阶，称为鼻尖上折（当出现时，是一个小的凹陷）。这给人一种鼻尖向上翘起的感觉，这在美学上是令人愉悦的。

大体观

当考虑一个鼻子是否美观时，可以观察到的一个标志是向上翘的鼻尖。在一个轮廓清晰的鼻子中，它的解剖位置应该很容易辨认。鼻尖的上翘使鼻子不会显得太单调。在鼻尖上注射填充剂可以使其比鼻背其他部分更突出。鼻尖上注射填充剂可以使鼻尖上翘，使鼻子更加清晰。较低的鼻尖上显得衰老，而较高的鼻尖上显得快乐和有女性气质。

诊断

通过观察患者的面部侧面照片和正面照片，临床医师可以决定是否需要在鼻尖上注射填充剂。患者要求对这个部位进行注射填充是很常见的。从侧面看，观察鼻尖是否与鼻背平齐，或者是否略微上翘。建议在鼻尖低垂的情况下使用填充剂。

注射技巧

通过观察患者的侧面，标出鼻子最突出的地方。这是注射区域的下界。画一条与面部中线相匹配的线。注射的长度应该是鼻翼侧视图的垂直测量值加1mm。这是理想的标记线长度。用这种方法，在填充剂注射结束时，很容易观察到鼻尖上折在一个比鼻翼上界更高的水平上。使用25G钝针注射（2～3mm深），不要在这个区域使用锐针，因为有栓塞的风险；注射前的回抽给了医师一种错误的安全感，因为在针被填充剂填满后，血液不会再回流到注射器。

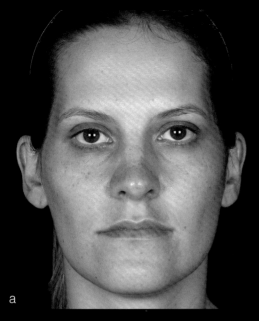

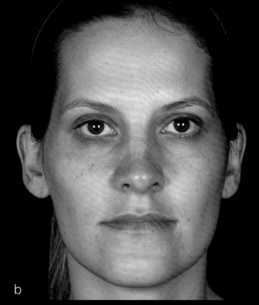

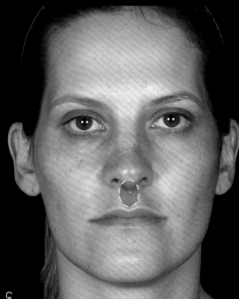

图7-32 鼻下点填充剂注射增大鼻唇角。（a）治疗前正面观。（b）治疗后正面观。（c）标记注射区域。（d、e）填充剂注射前、后鼻唇角比较。注意，如果上唇没有被填充剂外翻，鼻唇角会被增大更多

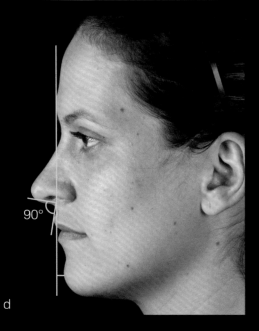

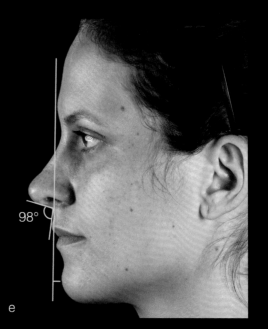

切勿在鼻尖上方注射超过0.1mL的填充剂以防止血管被压迫，否则会损害该区域的血液供应。曾经接受过隆鼻手术但仍对结果不满意的患者可以用填充剂治疗他们的鼻尖上点，但必须在阅读并签署知情同意书前告知他们有关血管压迫的风险。进行过隆鼻手术的患者将出现更高的坏死风险，因为术后组织有一定程度的纤维化，使其弹性降低。如果在注射0.1mL的填充剂后仍未达到所需的效果，则可以在30天后再进行进一步的注射，在这个时间段里可以观察组织适应性。

临床案例

图7-33显示了1例低鼻尖的患者。在标记的区域注射的填充剂及剂量如下：

- 鼻尖上：使用25G钝针在中线上注射0.1mL瑞蓝Defyne。
- 鼻唇角：使用25G钝针注射0.3mL瑞蓝Defyne。
- 人中嵴：使用13mm锐针在每侧注射0.05mL瑞蓝Kysse。
- 唇红：使用25G钝针注射0.9mL瑞蓝Kysse。

下颌前沟

解剖

下颌前沟位于下颌与下颌体之间。在正面观时，下颌前沟起始于患者静息状态时口角垂线与下颌骨交界处。它向后延伸几毫米。它的下界是下颌的底部，从那里向上延伸几毫米。如果存在，这种凹陷是由下颌皮肤韧带的插入和面部脂肪组织因为重力下垂（下颌脂肪）引起的。

大体观

有些患者在这个区域并没有凹陷。因此，下颌在视觉上与下颌骨融为一体，给人一种下颌骨和下颌是一个和谐的整体的感觉。然而，当出现下颌前沟时，会造成不和谐的外观，因为从视觉上看，下颌与下颌骨并不完全融合。这个区域越凹陷，颌下脂肪看上去就越明显。

下颌前沟加深使人显得衰老和缺乏协调性，并使颌下脂肪的存在更加明显。另一方面，没有凹陷的颌外侧区域意味着下颌线的流畅、年轻及和谐。

诊断

是否需要在下颌前沟注射填充剂可以通过观察患者的面部以及分析正面和侧面的照片来评估。理想的是有一个连续的、不中断的下颌线。

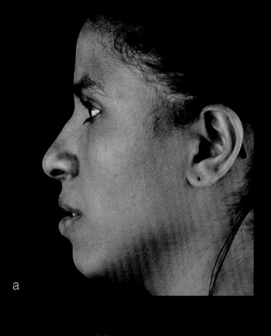

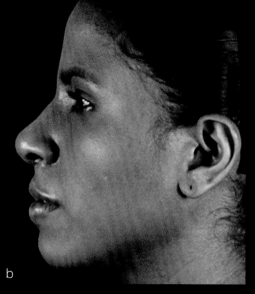

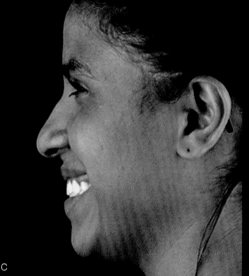

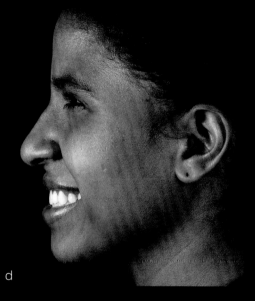

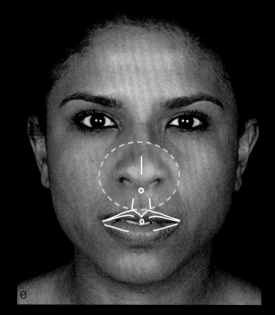

图7-33　鼻尖上的填充治疗。（a）治疗前静止时的侧面观。（b）治疗后静止时侧面观。（c）治疗前微笑时的侧面观。注意她的露龈笑和低垂的鼻尖。（d）治疗后微笑时的侧面观。注意，即使在微笑时，患者的鼻尖也是向上倾斜的。用肉毒毒素注射上唇提肌、鼻中隔肌和降鼻中隔肌治疗露龈笑。（e）标记注射区域

注射技巧

在注射填充剂之前，在皮肤上画出将要进行皮下注射的准确位置。患者坐在椅子上，注射者站在其前面，观察下颌前沟的最深处。

沿凹陷处最深点上画一条垂直线，然后沿着下颌的侧面画两条水平线。饱满区域不应标记，只应标记凹陷区域。

使用22G或23G钝针将填充剂注射于深3mm的部位。注射填充剂的体积与沟的深度成比例，但面部两侧平均可使用0.5mL的填充剂。为了确保更有效的治疗，可以在下颌皮肤韧带处进行操作。然而，这是一个高风险的操作，因为这个韧带有助于维持下颌脂肪的位置。

临床案例

图7-34显示了下颌前沟注射填充治疗。在标记的区域应用填充剂及剂量如下：

- 下颌前沟：使用22G的钝针在标记区域分3次注射Emervel Deep（0.15mL）。
- 人中嵴：使用13mm锐针每侧注射0.05mL Emervel Lips。
- 上唇外翻：使用25G钝针每侧注射0.1mL Emervel Lips。

颏部延长（隆颏）

解剖

颏部位于下颌骨的最前部，并向外延伸至中线，在肌肉休息时与嘴同宽。这个区域的血供由颏下动脉和面动脉分支及颏动脉分支组成。它们都位于颈阔肌的深处。因此，在此区域应避免在骨膜上进行注射。

大体观

在正面观时，一个人的颏下区域的最前部与后部相比处于较低处时是美观的。有些患者有双下颌，颏下后部分的位置比前部分的位置低。一般来说，这种情况是不美观的。

颏下组织的堆积降低了下颌骨的突出度，同时也影响了下颌轮廓，显得人超重和（或）处于衰老过程中。另一方面，颏下后部区域平滑，没有组织堆积，显得人年轻、强壮、体重适当和有清晰的下颌轮廓。

诊断

双下颌的出现可能是在颏部注射填充剂的适应证。这种治疗方法也适用于下唇长度相对于上唇长度缩短的患者。它也可以用来增加个人面部的长度（参见第五章描述的该区域的美学参考相关内容）。

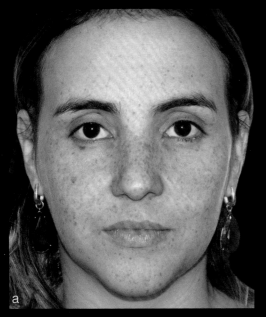
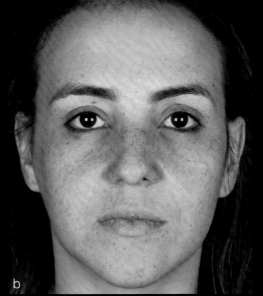

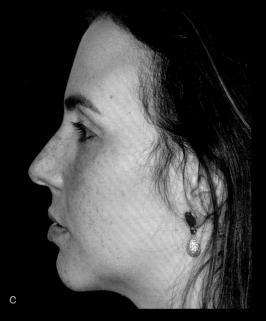
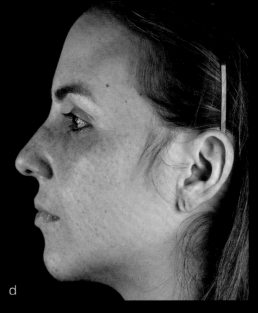

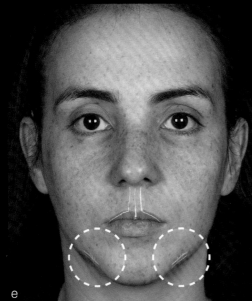

图7-34 下颌前沟的填充治疗。（a）治疗前正面观。（b）治疗后正面观。（c）治疗前侧面观。（d）治疗后侧面观。注意颈部的皮肤被提升了，减少了颌下脂肪的视觉效果。这张脸的主要审美缺陷是有下颌前沟。上唇也必须外翻，使它有一个比下唇更高的水平投影。（e）标记注射区域

注射技巧

要求患者在平视时不要低头。然后在下颌区域的最前部画一条弯曲的标记线，这条标记线与下颌骨下缘的位置相匹配。重要的是有下颌骨的支撑可以达到很好的填充效果。肌肉休息时，注射的宽度不能超过嘴的宽度。下一步是根据标记的形状来弯曲22G或23G钝针。注射可在一侧进行，插入钝针时可穿过中线，注射的深度为3mm，即在颈阔肌的表面。另一种更简单的方法是设两个独立的注射点，一个在左侧，另一个在右侧。

注射的填充剂的容量与该区域所需的伸长量成比例，但平均可以注射0.5~1mL的填充剂。如果想要到达更好的效果，可以在注射填充治疗前在颏肌和颈阔肌上注射肉毒毒素。

临床案例

图7-35为颏部延长填充治疗。在标记的区域应用填充剂及剂量如下：

- 下颌区域（延长）：使用22G弯曲钝针按照标记每一条注射0.05mL Emervel Defyne。
- 下颌前沟：使用22G钝针按照标记注射0.15mL Emervel Deep。
- 人中嵴：使用13mm锐针注射0.15mL Emervel Lips。
- 上、下唇外翻：使用25G钝针分别在上、下唇每侧注射0.1mL Emervel Lips。

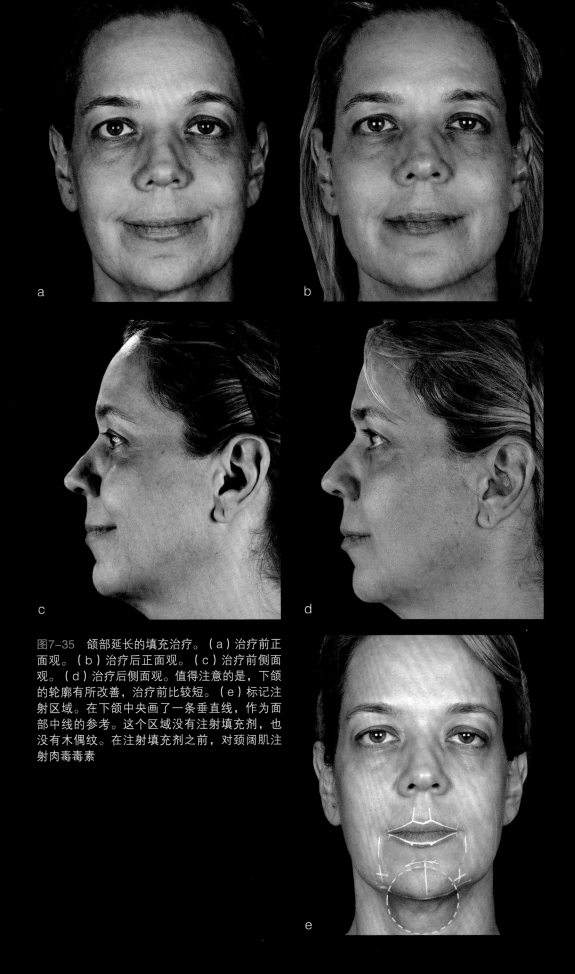

图7-35　颌部延长的填充治疗。（a）治疗前正
面观。（b）治疗后正面观。（c）治疗前侧面
观。（d）治疗后侧面观。值得注意的是，下颌
的轮廓有所改善，治疗前比较短。（e）标记注
射区域。在下颌中央画了一条垂直线，作为面
部中线的参考。这个区域没有注射填充剂，也
没有木偶纹。在注射填充剂之前，对颈阔肌注
射肉毒毒素

下颌角

解剖

下颌角是由下颌骨后部和下半部分在下颌骨支（升支线）与下颌体（下颌骨线）的交界处形成的。Upadhyay等观察到下颌角随年龄、性别甚至牙齿状况的变化而改变。该研究报道了无牙患者的下颌角角度增加了6°。在第二磨牙萌发时，下颌角平均测量值为120°～130°，年老时增大至120°～150°。男性的角度比女性的角度大。关于性别差异的发现也可以用以下事实来解释：平均而言，男性的咀嚼力比女性更强。

大体观

一个合适的下颌角角度可使下颌轮廓清晰，从而使头部和颈部分界清晰。在侧面图上观察效果最好，但在正面图上也会影响面部美学。一个合适的下颌角角度，意味着年轻、有力量和健康的身体状况，测量后通常为125°～135°。另一方面，如果下颌角角度较大，在140°～150°提示衰老，而下颌角不明显提示患者可能超重。从正面看，下颌角必须是下颌骨最宽的部分。如果前面的观察者注意到最宽的部分是下颌角前面的面颊脂肪，则应考虑对下颌角部位进行填充。

诊断

当临床医师认为患者的下颌角角度不明显和（或）角度太大时，可以在这个部位注射填充剂。这个角度可以通过把它画在患者的面部来测量。为了做到这一点，将右手的手指（拇指除外）抵住下颌角后段，使两根手指触摸下颌支后缘，另两根手指接触下颌体底部。保持手指在那个位置，画出当前的角度。当下颌角角度不明显或非常大时（>135°），应注射填充剂。理想的角度为130°。

注射技巧

填充剂的注射应在下颌角标记完成后进行。应该在略高于现有角度水平位置注射填充剂，这样面部侧面的骨头就会起到支撑填充剂凝胶的作用。面部两侧应进行同样的操作。

向上注射时高度不应超过耳垂水平位置。向前注射时不应超过下颌脂肪室的后界，因为这已经是一个天然肥厚的区域。记住面动脉沿着咬肌的前缘穿过下颌骨。注射时进针点应位于下颌角的最远处，将22G或23G钝针插入其中，并沿着所画的路径走行到下颌角处。然后进行逆向注射。

为了形成完美的下颌角角度，首先在下颌角的后部开一个从后向前的注射孔，插入22G或23G钝针至皮下3mm，注射0.1～0.3mL填充剂。然后，按照上面描述的步骤进行操作。

临床案例

图7-36显示了下颌角处的填充治疗。首先在新的下颌角点注射0.3mL的填充剂，然后用22G钝针在每侧分别向上和向前注射填充剂（0.3mL的Restylane Defyne），如图7-36c所示。

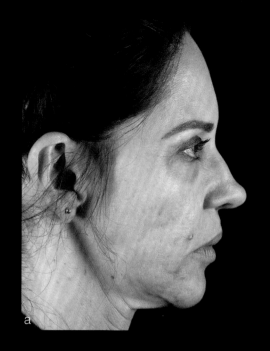

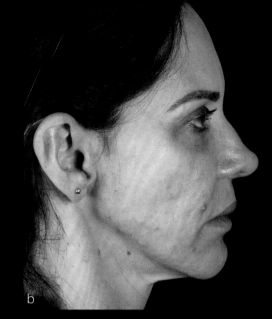

图7-36　下颌角处的填充治疗。（a）治疗前侧面观。（b）治疗后侧面观。（c）标记注射区域。虽然标记颧骨区域，但未注射填充剂。字母F的底部标志着面部动脉穿过下颌边界的位置。有时可以触摸到它的搏动。这个部位不应该用填充剂处理。（d）注射的过程。注射填充剂后注意，有凝胶从孔中流出，为形成合适的下颌角提供了一个准确的注射点。（e）垂直和水平方向注射后的即刻效果

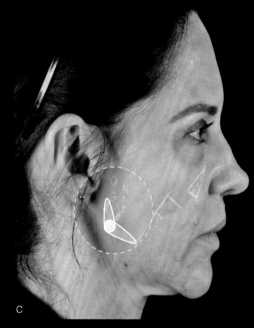

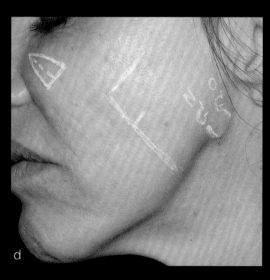

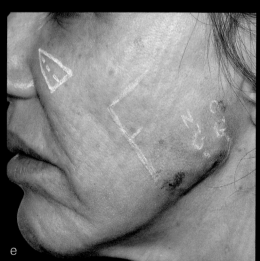

唇红

解剖

唇红是环绕口腔最外部的可活动的肌肉纤维结构。它的内部界线是口裂，外部界线是上唇和下唇的皮肤。它的表面是一层薄而半透明的上皮。这些上皮细胞被角化，以保护其所覆盖的结构。在上皮细胞的深处是结缔组织，一层薄薄的浅层脂肪、口轮匝肌，一层很薄的深层脂肪和唇腺，以及口腔黏膜。必须强调的是，在口轮匝肌的表面，血管较细，而在肌肉深部，血管较粗，因此在填充治疗时有更高的栓塞风险。

嘴唇形态在闭合和休息时与牙齿有关。因此，牙齿会影响嘴唇的突出度。嘴唇的主要作用是通过关闭口腔前庭来封闭口腔。嘴唇的其他功能包括说话、吸吮和做面部表情。它们还有助于咀嚼和吞咽。

大体观

唇红因其颜色和不同于嘴唇其他部位的皮肤而在面部显得很突出，是面部美学的一个非常重要的结构。美观的唇部为下唇红的体积大于上唇红的体积，且上唇红的突出度大于下唇红的突出度。饱满的唇红使人显得愉悦和性感。另一方面，薄唇红则使人显得苍老和严肃。

诊断

评估患者嘴唇状态时需要观察一些参数（图7-38b）：

* 下唇红的理想容量：为了评估这个容量，作者使用了位于下唇中线外侧的虹膜测量值。

* 上唇红的理想体积：根据Epker和Stella的说法，上唇红的体积相当于下唇红的体积减去25%。下唇红体积减去40%也是可以接受的，所以这个比例为25%～40%。

* 静息时口裂的长度：根据Suguino等的研究，这个长度与眼睛虹膜之间的距离相匹配。

* 微笑时口裂的长度：这个长度与双侧瞳孔最外侧之间的距离相匹配。

* 这些参数可以通过PowerPoint或Keynote等软件程序中的数字照片进行验证。为了做到这一点，可以画出患者的可见虹膜距离并转移到下唇，这样就可以验证数值。至于嘴的宽度，与虹膜内侧相切的垂直线相对应。在静息状态下，它们应该与口裂一致。在患者微笑的照片中，一条完美的垂直线可以与患者瞳孔最外侧的部分相切。这条线应该与口裂相匹配。

* 对唇红的水平投影的分析可以通过在患者侧面照片上画一条垂直线来完成。这一分析在第五章中有描述。

* 上唇红与下唇红的比例和上眼睑与下眼睑的比例相同。

注射技巧

　　该技术提示唇外翻的注射位置接近皮肤/唇红交界处，但总是靠近唇红处。这些填充剂应该用25G钝针非常浅层地注射，使其产生可察觉的填充效果。它们应该是于下唇相延续的。

　　对于上唇，在每个人中嵴的部位，标记线必须改变方向，向下标记丘比特弓的形状。这些较短的标记线处可以用锐针进行注射。

　　下唇在水平方向的突出度比上唇明显时，上唇应该进行注射填充使其外翻，从而达到理想的侧面观。

　　丰盈嘴唇的注射和嘴唇外翻的注射一样从口角处开始进针，这样就可以使用相同的注射孔。从口角处开始，这些标记线与外翻注射的标记线分开，并沿内侧延伸，但应先注射到嘴唇的干湿线上。这条线是填充量最大的地方。

　　在上唇红边缘处，相对于人中嵴处，注射的方向和中线处外翻注射一致。这有助于在中线处形成一个凸起，使唇结节突出。

　　对于下唇注射，在下唇对应人中沟的位置不做填充，这有助于在侧面增大容量，并在中线处形成一个小凹，以对应上唇结节（上唇下缘的最低部分）。这些标记部位应该使用25G钝针在3mm深度进行注射。当上唇的厚度比下唇大时，只需向下唇注射填充剂，使其容量比上唇大。

　　若要在唇结节处注射填充剂，请将注射针插入3mm深，并在该部位注射0.05~0.1mL填充剂，使该区域突出，使之适合于下唇中央凹陷处。这使得口裂形状类似于丘比特弓，有助于面部的协调。如果目的是使嘴更宽，填充剂可以注射到口角处。然而，如果这不是治疗的目的，填充剂应注射到距口角3mm远的地方。

临床案例

　　图7-37显示了1例唇红的填充治疗。在标记的区域应用的填充剂及剂量如下：
- 唇红：使用22G钝针注射1mL瑞蓝Kysse。
- 人中嵴：使用13mm锐针每侧注射0.05mL瑞蓝Kysse。
- 下颌前沟：使用22G钝针按照标记注射0.15mL Emervel Deep。
- 木偶纹：使用25G钝针每侧注射0.3mL Emervel Deep。
- 下颌角：使用22G钝针在下颌角的最后部分注射0.2mL的瑞蓝Defyne，然后向上注射0.3mL，向水平方向注射0.5mL，如图所示，在面部两侧各注射1mL填充剂。

　　图7-38显示了第2例在唇红注射填充剂的情况，以说明面部和唇部解剖的相关性。图7-38a显示了患者唇红在注射填充剂之前的面部情况。图7-38b显示了面部分析指导使用填充剂进行唇红注射的计划：
- 虚线表示在内眦连线中点处画出的面部中线。
- 一条绿色的线与虹膜相切。当画这条线时，可能会发现3种情况：①当这条线与口角相连时，嘴的宽度是理想的，因此只有当患者希望有一个更宽的嘴以使它更有优势时，才应该进行这样的治疗。②当口裂小于绿线时，可通过在口角处注射填充剂来增加宽度。在这种情况下，嘴的宽度可以每侧增加1.5mm。③当这个口裂超出绿线时，

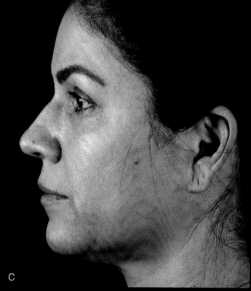

c

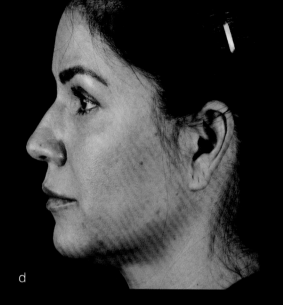

d

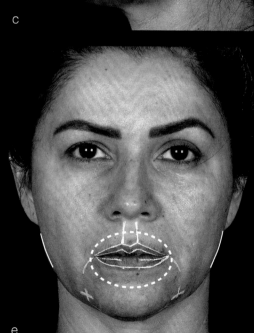

e

图7-37 唇红的填充治疗。（a）治疗前正面观。（b）治疗后正面观。（c）治疗前侧面观。（d）治疗后侧面观。注意，由于进行外翻填充，嘴唇有一个更大的突出。如果外翻导致鼻唇角变小，可以联合在鼻下点进行注射填充。（e）标记注射区域

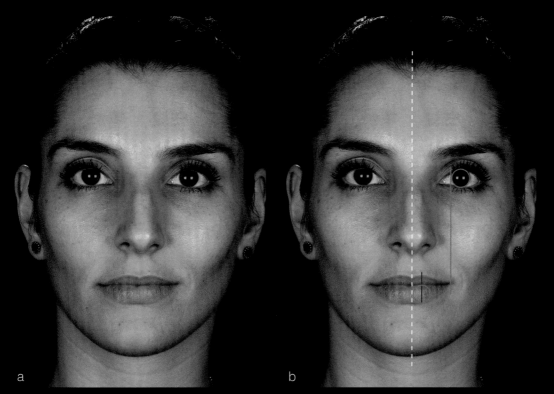

图7-38　（a）唇红进行注射填充治疗的患者的正面观。（b）面部分析。详情见正文

则认为嘴宽。因此，可以使嘴唇丰满，但不应增加嘴唇的长度。因此，填充剂注射应至少距口角3mm，以避免使嘴变长的情况发生。

- 眼睛上方的绿色圆圈代表虹膜的可见区域，该区域应是紧挨着中线的下唇理想的厚度。下唇红上的绿圈与眼睛上的绿圈尺寸相同，说明下唇红已经呈现出理想的厚度，不需要注射丰盈。

- 下唇红的红线代表它的理想厚度。

- 上唇红的红线是将下唇朱红色的红线长度减少25%得到的，代表上唇的理想厚度。因此，在这种情况下，注射计划包括向上唇注射填充剂，使之与下唇成理想的比例。

　　图7-38c为注射填充前嘴唇闭合的情况，图7-38d为用可水洗墨水在嘴唇上绘制的注射方案。这是注射填充治疗不可缺少的步骤。画在上唇红轮廓上的细线代表注射填充剂使上唇外翻的界线，而画在上唇红轮廓下的细线则代表使上唇丰盈的界线。

　　下唇红上的细线代表注射填充剂使其外翻的位置。下唇红并没有进行注射丰盈处理，因为它的厚度在该患者面部已经是很合适的。

　　图7-38e～h显示了该治疗计划的结果。由于填充剂的外翻作用和钝针注射出的形状，下唇呈现出不一样的形态（图7-38f）。

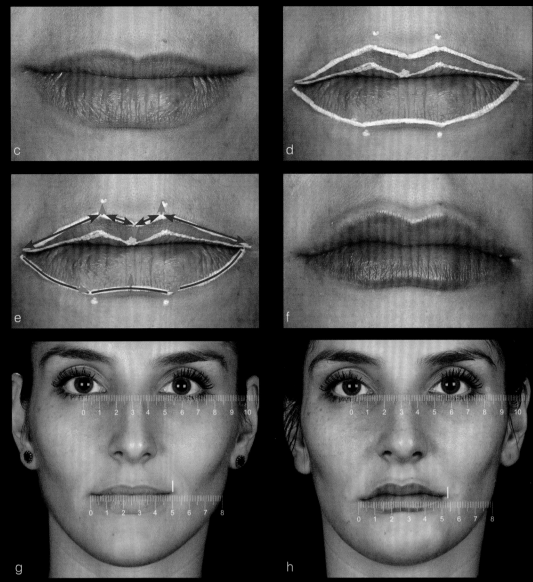

图7-38（续） （c）嘴唇治疗前特写。（d）治疗计划。详情见正文。（e）注射填充外翻的力（红线）及其产生的矢量（绿色箭头）。这些作用力方向解释了为什么丘比特弓在这种填充处理后变得更加明显。（f）注射填充后即刻效果。值得注意的是，弯曲的25G钝针使下唇解剖结构发生异常。（g、h）填充治疗前后的照片，显示嘴巴变长。瞳孔间距的测量证实了照片的大小是相同的，而口裂长度的测量显示，在填充后，嘴宽了3mm

填充治疗的效果

随着年龄的增长，牙齿磨损，咬合垂直尺寸减小，嘴唇靠近牙齿而变平。嘴唇与牙齿接触会损害语言能力，唾液会在前庭积聚。因此，在一些患者的嘴唇上使用填充剂，除了可以改善外观之外，可能还有治疗作用，因为它可以把嘴唇从牙齿上提起来，从而消除口腔老化的一些负面影响。图7-39比较了年轻者的嘴唇和牙齿（图7-39a）与年老者的嘴唇和牙齿（图7-39b）。图7-39a中，上面小的蓝圈表示外翻注射的理想位置，下面小的蓝圈表示注射丰盈的理想位置。请注意，嘴唇的圆形结构使嘴唇的干湿线条远离牙齿，使它便于说话。它还能使唇上皮与牙齿分开，阻止唾液向前迁移，并在说话时积聚。

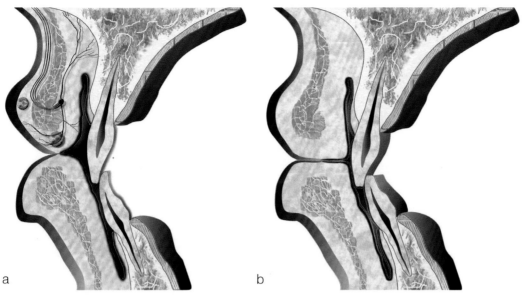

图7-39　年轻者嘴唇（a）和年老者嘴唇（b）的对比图。a中的蓝色圆圈表示外翻（上圆圈）和丰盈（下圆圈）填充的理想位置

扫描二维码，观看注射填充操作视频。

参考文献

[1] Sundaram H, Cassuto D. Biophysical characteristics of hyaluronic acid soft-tissue fillers and their relevance to aesthetic applications. Plast Reconstr Surg 2013;132(4 suppl 2):5S–21S.

[2] Yüksel NE, Karabas L, Altintas O, Yildirim Y, Caglar Y. A comparison of the short-term hypotensive effects and side effects of unilateral brimonidine and apraclonidine in patients with elevated intraocular pressure. Opthalmologica 2002;216:45–49.

[3] Kesterke MJ, Raffensperger ZD, Heike CL, et al. Using the 3D Facial Norms Database to investigate craniofacial sexual dimorphism in healthy children, adolescents, and adults. Biol Sex Differ 2016;7:23.

[4] Zaki ME, Soliman MA, El-Bassyouni HT. A cephalometric study of skulls from the Bahriyah oasis. J Forensic Dent Sci 2012;4:88–92.

[5] Weston EM, Friday AE, Liò P. Biometric evidence that sexual selection has shaped the hominin face. PLoS One 2007;2:e710.

[6] Castro JCBB. Antropometria óssea e identificação do sexo [dissertation]. São Paulo: Faculdade de Odontologia de Piracicaba da Universidade Estadual de Campinas, Piracicaba, 2017.

[7] Beleznay K, Carruthers JDA, Humphrey S, Jones D. Avoiding and treating blindness from fillers: A review of the world literature. Dermatol Surg 2015;41:1097–1117.

[8] Lacerda D. Prevention and management of iatrogenic blindness associated with aesthetical filler injections. Dermatol Ther 2018;25:e12722.

[9] Park SW, Woo SJ, Park KH, Huh JW, Jung C, Kwon OK. Iatrogenic retinal artery occlusion caused by cosmetic facial filler injections. Am J Ophthalmol 2012;154:653–662.e1.

[10] Vos JA, van Werkum MH, Bistervels JH, Ackerstaff RG, Tromp SC, van den Berg JC. Retinal embolization during carotid angioplasty and stenting: Periprocedural data and follow-up. Cardiovasc Intervent Radiol 2010;33:714–719.

[11] Müller C, Rahn BA, Pfister U, Meinig RP. The incidence, pathogenesis, diagnosis, and treatment of fat embolism. Orthop Rev 1994;23:107–117.

[12] Castillo B Jr, De Alba F, Thornton J, DeBrun G, Pulido J. Retinal artery occlusion following coil embolization of carotid-ophthalmic aneurysms. Arch Ophthalmol 2000;118:851–852.

[13] Glaich AS, Cohen JL, Goldberg LH. Injection necrosis of the glabella: Protocol for prevention and treatment after use of dermal fillers. Dermatol Surg 2006;32:276–281.

[14] Arnett GW, Bergman RT. Facial keys to orthodontic diagnosis and treatment planning—Part II. Am J Orthod Dentofacial Orthop 1993;103:395–411.

[15] Lee JH, Hong G. Definitions of groove and hollowness of the infraorbital region and clinical treatment using soft-tissue filler. Arch Plast Surg 2018;45:214–221.

[16] Hwang K. Eponym of naso-jugal fold and tear trough. J Craniofac Surg 2016;27:1350–1353.

[17] Yang C, Zhang P, Xing X. Tear trough and palpebromalar groove in young versus elderly adults: A sectional anatomy study. Plast Reconstr Surg 2013;132:796–808.

[18] Hwang K, Kim HJ, Kim H, et al. Origin of the lower orbicularis oculi muscle in relation to the nasojugal groove. J Craniofac Surg 2015;26:1389–1393.

[19] Wong CH, Hsieh MK, Mendelson B. The tear trough ligament: Anatomical basis for the tear trough deformity. Plast Reconstr Surg 2012;129:1392–1402.

[20] William J, Mellinger MD. The canine fossa. Arch Otolaryngol 1940;31:930–937.

[21] Diehl LA, Dias JR, Paes ACS, et al. Prevalência da lipodistrofia associada ao HIV em pacientes ambulatoriais brasileiros: Relação com síndrome metabólica e fatores de risco cardiovascular. Arq Bras Endocrinol Metab [online] 2008;52:658–667.

[22] Fradeani M. Análise Estética: Uma Abordagem Sistemática para o Tratamento Protético, vol 1. São Paulo: Quintessence, 2006.

[23] Ribeiro L, Pessoa MCM, Andrade RM. Tratamento estético da columela nasal: Columela oculta e columela pendente. Rev Bras Cir Plást 2014;29:159–164.

[24] Paixão MP. Conheço a anatomia labial? Implicações para o bom preenchimento. Surg Cosmet Dermatol 2015;7:10–16.

[25] Garcia de Mitchell CA, Pessa JE, Schaverien MV, Rohrich RJ. The philtrum: Anatomical observations from a new perspective. Plast Reconstr Surg 2008;122:1756–1760.

[26] Cardim VLN, Silva ASS, Salomons RL, Dornelles RFV, Blom JOS, Silva AL. Lifting nasolabial com realce do vermelhão. Rev Bras Cir Plást 2011;26:466–471.

[27] Upadhyay RB, Upadhyay J, Agrawal P, Rao NN. Analysis of gonial angle in relation to age, gender, and dentition status by radiological and anthropometric methods. J Forensic Dent Sci 2012;4:29–33.

[28] Epker BN, Stella JP. Dentofacial Deformities: Integrated Orthodontic and Surgical Correction, vol 1. St Louis: Mosby, 1995.

[29] Suguino R, Ramos AL, Terada HH, Furquin LZ, Maeda L, Filho OGS. Análise facial. Rev Dental Press Ortod Ortop Facial 1996;1:86–107.